おうちでできる
おねしょ、おもらし
さよならガイド

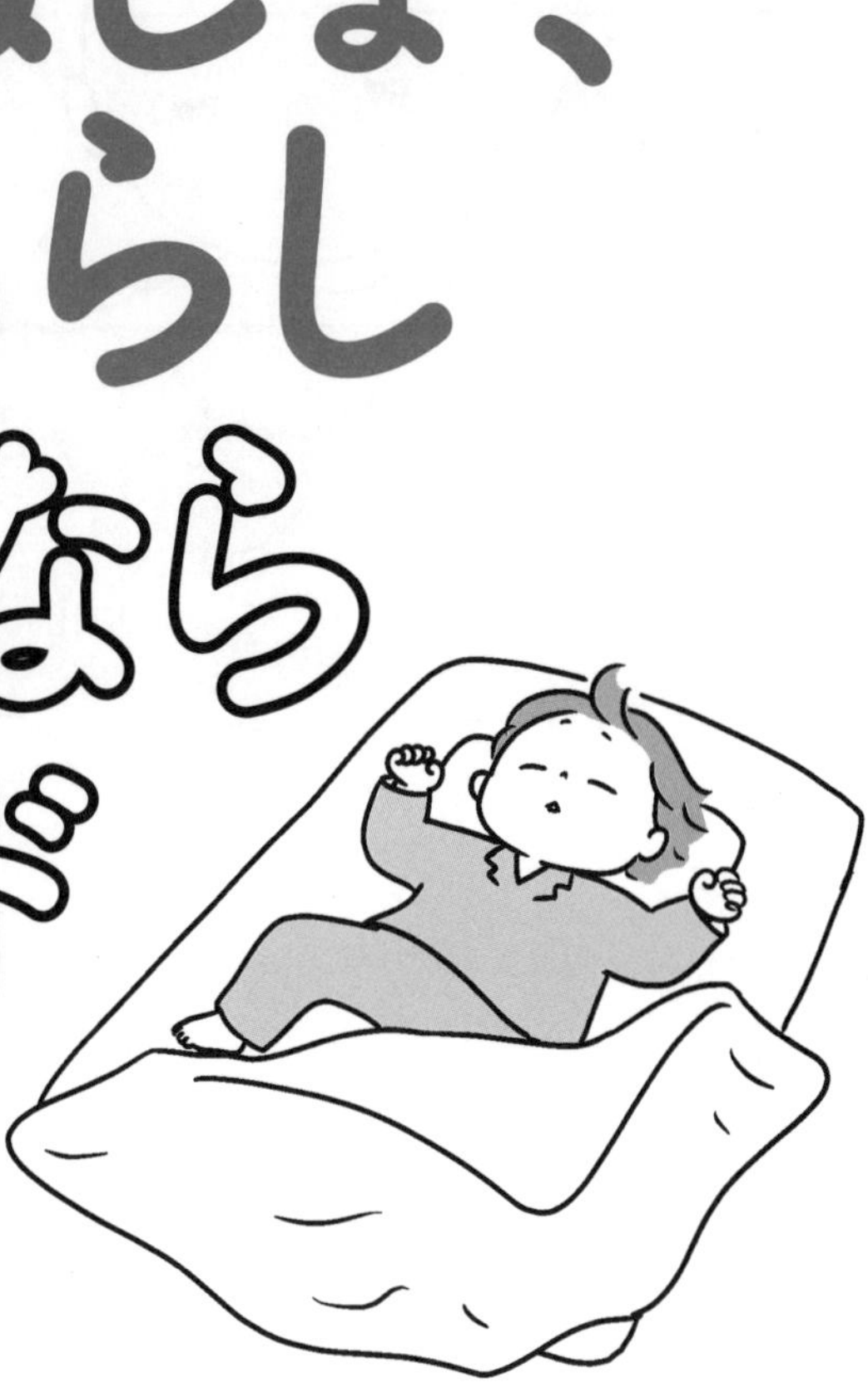

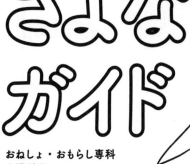

おねしょ・おもらし専科
小児科医
羽田敦子
イラスト：モチコ

かんき出版

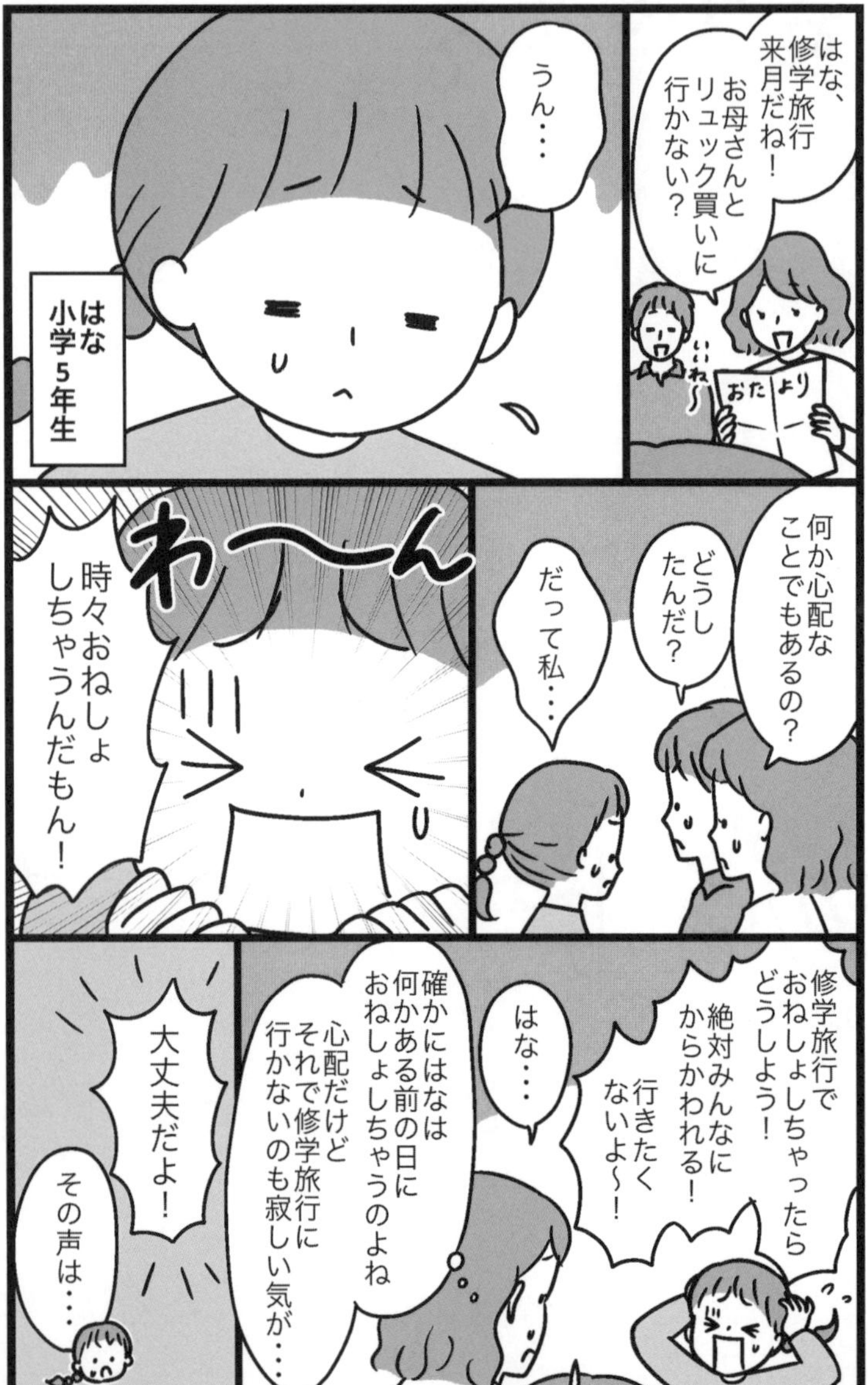
はな、修学旅行来月だね！
お母さんとリュック買いに行かない？
いいね〜
おたより
うん・・・
はな 小学5年生
何か心配なことでもあるの？
どうしたんだ？
だって私・・・
わ〜ん
時々おねしょしちゃうんだもん！
修学旅行でおねしょしちゃったらどうしよう！
絶対みんなにからかわれる！
行きたくないよ〜！
はな・・・
確かにはなは何かある前の日におねしょしちゃうのよね
心配だけどそれで修学旅行に行かないのも寂しい気が・・・
大丈夫だよ！
その声は・・・

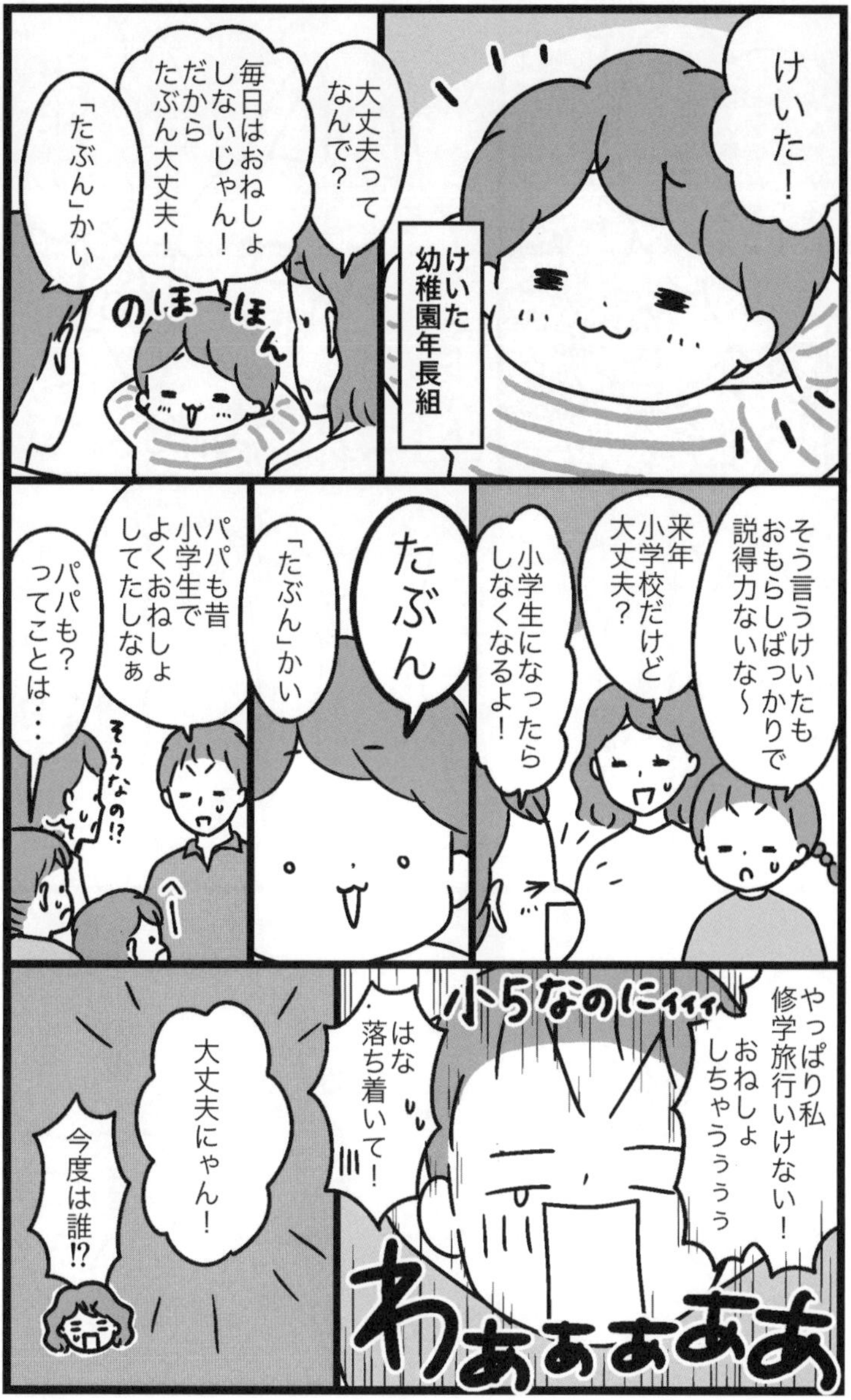
けいた！
けいた
幼稚園年長組
大丈夫ってなんで？
毎日はおねしょしないじゃん！だからたぶん大丈夫！
のほーほん
「たぶん」かい
そう言うけいたもおもらしばっかりで説得力ないな〜
来年小学校だけど大丈夫？
小学生になったらしなくなるよ！
たぶん
「たぶん」かい
パパも昔小学生でよくおねしょしてたしなぁ
へー
そうなの!?
パパも？ってことは…
やっぱり私修学旅行いけない！おねしょしちゃうぅぅぅ
小5なのにィィィ
はな落ち着いて！
わぁぁぁぁああ
大丈夫にゃん！
今度は誰!?

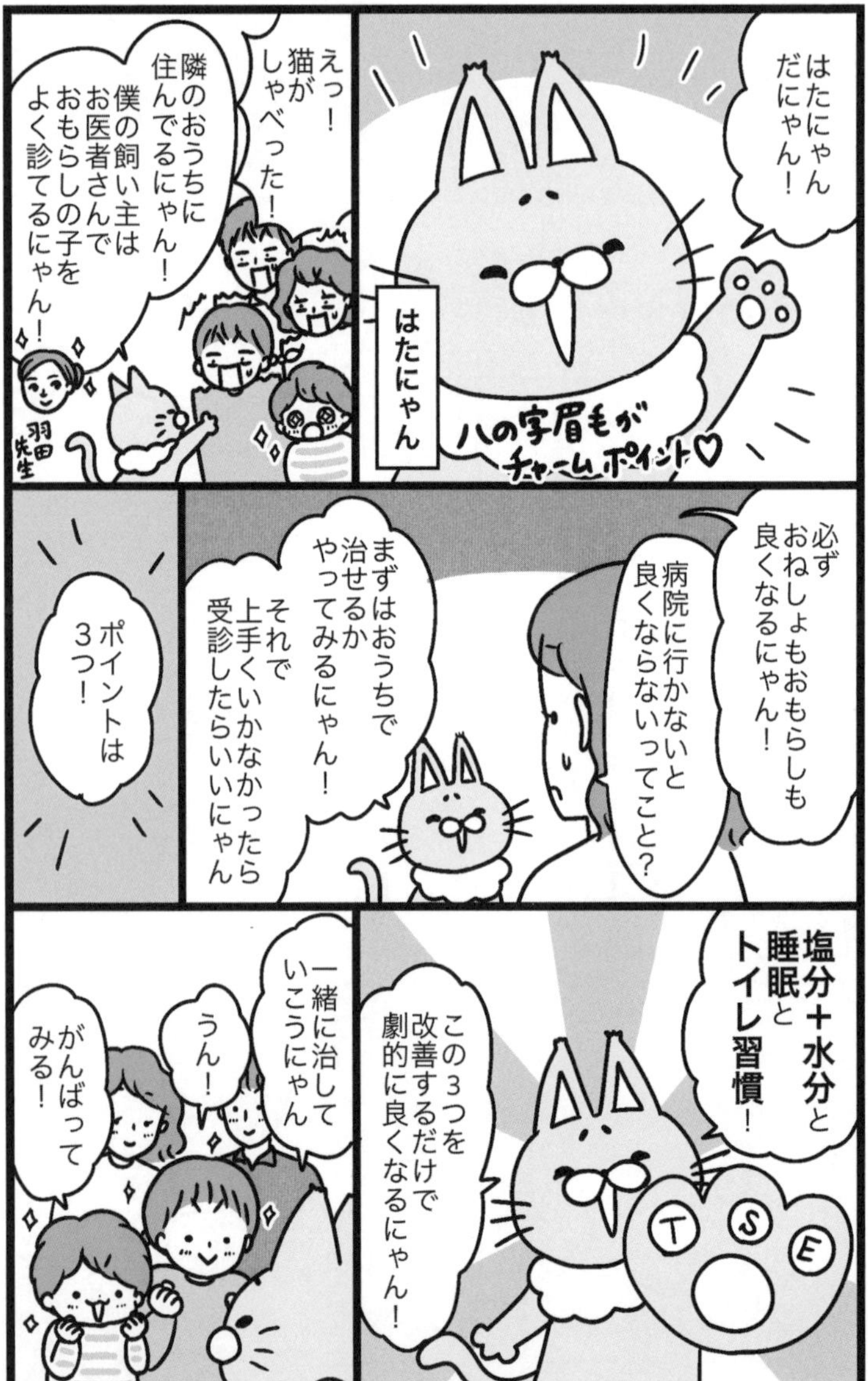
はたにゃん
だにゃん！
はたにゃん
八の字眉毛がチャームポイント♡
えっ！
猫が
しゃべった！
隣のおうちに
住んでるにゃん！
僕の飼い主は
お医者さんで
おもらしの子を
よく診てるにゃん！
羽田先生
必ず
おねしょもおもらしも
良くなるにゃん！
病院に行かないと
良くならないってこと？
まずはおうちで
治せるか
やってみるにゃん！
それで
上手くいかなかったら
受診したらいいにゃん
ポイントは
3つ！
塩分＋水分と
睡眠と
トイレ習慣！
この3つを
改善するだけで
劇的に良くなるにゃん！
T
S
E
一緒に治して
いこうにゃん
うん！
がんばって
みる！

はじめに

おねしょ・おもらしは必ずよくなります

この本を手に取ってくださった方は、

「いつになったら、おねしょをしなくなるのだろう」

「うちの子、おもらししても平気な顔をしてるみたい。このままで大丈夫かな……」

などの思いを抱えていらっしゃるのではないでしょうか。

そんな方に、ぜひお伝えしたいことがあります。

おねしょ・おもらしは必ずよくなります！

信じられないかもしれませんが、こう言い切れるのには、理由があります。

実は、これまで私が診察した約4000人の子どもたちのうち、おねしょ・おもらしが改善しなかった子はひとりもいないからです。

少しだけ自己紹介させてくださいね。

私は大阪の北野病院という総合病院で小児科医をしている、おねしょ・おもらし専科医の羽田敦子《はたあつこ》といいます。

私がおねしょ・おもらし外来を担当するようになったのは20年前。

10年ほど前からは「夜尿症学会《やにょうしょうがっかい》」（おねしょ・おもらしについて医師が研究発表や情報交換をする場）の理事も務めています。

そんな私が担当するおねしょ・おもらし外来には、毎日20人くらいの子どもがやってきます。８歳前後の子どもが多く、最近はお父さん・お母さんも含め、家族みんなで相談に訪れる姿も目立ちます。

ちなみに初診の割合は年間１２０人くらい。

「他の病院で診てもらったのに治らなかったんです……」

と、青白い顔をしてやってくるご家族もいます。そのつらそうな様子を見ると、思わず私まで胸が痛くなってしまうほどです。

でも、大丈夫。

私が提案する内容に沿って治療を進めると、必ず変化が現れます。

「他の病院がしていないような特別な治療をしているの？」

そう思われるかもしれませんね。

いえ、そんなことはないのです。

私がしているのは、たった3つのことです。

適切なやり方で改善してもらうと、何年も悩んだおねしょ・おもらしがピタッと止まる子もいます。「前の病院で使ったけれど効かなかった薬」が、テキメンに効くようになったケースも、たくさんあります。

中には数年をかけて少しずつ改善していく子もいますが、いずれにしろ必ず変化はあります。これが私の外来のちょっとした自慢です。

おねしょ・おもらし診察歴20年、4000人を診てきた私が伝えたいこと

実際、私の外来に来てくれる子どもの2~3割が投薬なしで完治するのがその証拠です。

おねしょ・おもらし専門外来を設けている病院はそう多くはありません。必

然的に、おねしょ・おもらし診察歴の長い私の外来を訪れる子どもは、重症度が高いケースが多くなります。

ところがそんな子たちでも、たった3つのことをするだけで2〜3割が治るのですから、まだ通院すらしていない、それほど重症度の高くない子たちならもっとたくさんのケースが受診なしで治るかもしれない。私はそう考えています。

ちなみにおねしょ・おもらし治療の潜在ニーズは80万人（※1）とも、100万人以上（※2）とも言われています。けっこうな人数ですよね。私の予想では、このうちのだいたい3〜4割、つまり30〜40万人（100万人の場合）は、たった3つのことをするだけで大きな変化が見られると思います。

おねしょ・おもらしは、本人と家族にはとても深刻な問題。特におもらしは多くの人の目に触れてしまうこともあり、悩みもより深くなりがちです。かと言って、じゃあすぐに病院に行きましょうというのも、とてもハードルの高いことですよね。

通える病院を探したり通院に時間を割いたりと物理的にも大変になりますし、「怖い治療をされるのではないか」「それほどひどくはないのに病院に行っていいのかな」などと迷っている人はたくさんいると思います。

この本の役割は「病院に行かなくても治るはずの子どもたち」とご家族のお手伝いをすることです。

病院に行かず、薬も使わずにおねしょ・おもらしが治るとしたら、こんなに嬉しことはありませんよね？

この本では、おうちにいながら自分たちで改善に取り組むことを「おうちトレーニング」と題して、そのコツをとにかくわかりやすく説明していきます。

私がこれまで診てきた4000人のさまざまなケースをもとに、ぎっしりとノウハウを詰め込んでいますので、きっとあなたのお役に立てると思います。

読者の中には、周囲から心ないことを言われて傷ついたり悩んだりしてきた方もたくさんいらっしゃると思います。**おねしょ・おもらしは本人の努力不足のせいでも、ましてや保護者のしつけ不足などのせいでもありません。**

また、運動神経や勉強の能力とも関連がありません。

この本では科学的なエビデンスをベースに、実際に私が経験した症例を中心にたくさんの〝正しい〟情報をお伝えします。どうか一度、頭と心を空っぽにして読んでみてください。

そして、必ずよくなると信じて、一緒におうちトレーニングを試してみませんか？

苦しい思いをしているお父さん・お母さん・保育園・幼稚園・小学校・養護施設の職員の方々。おねしょ・おもらしは必ずよくなります。

みなさまの心のつかえが取れて、少しでもラクになれることを祈っています。

（※1）有病率7％とし、2012年の政府統計5～14歳小児人口で換算すると、79・2万人と推定されます。（大友義之、他：小児科診療 76（4）：661-666, 2013）

（※2）夜尿症児の頻度は5～12歳で9・4％（1955年、夜尿症学会文献）。2017年5～14歳小児人口で換算すると推定145万人程度と考えられます。

おねしょ・おもらし専科　小児科医　羽田《はた》敦子《あつこ》

この本の登場人物

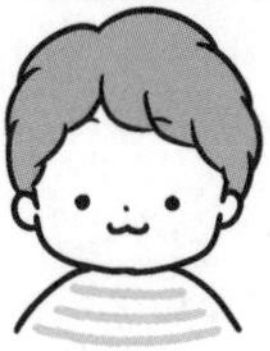

けいた
幼稚園年長（5歳）

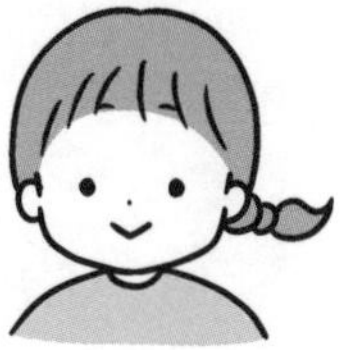

はな
小学5年生（10歳）

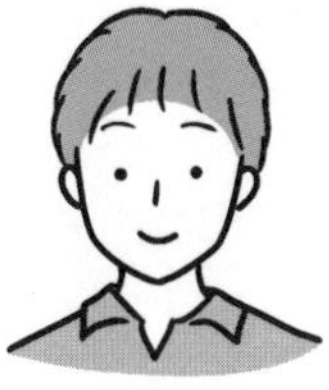

ちぎら りょう
パパ

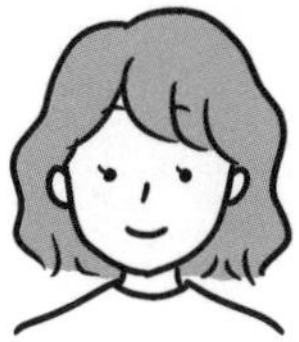

ちぎら みか
ママ

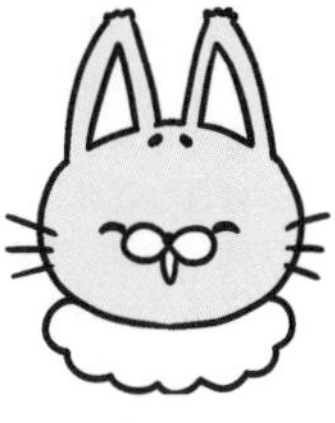

はたにゃん

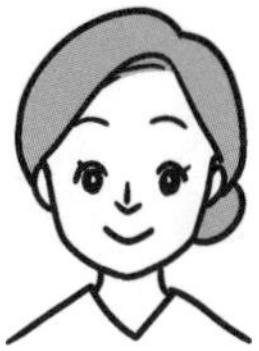

はた あつこ先生

本書の使い方

START!!

おねしょの
仕組みが
わかります！

第1章

なぜ「おねしょ」「おもらし」をするの？

おねしょ・おもらしは、子どもならして当たり前！ トレーニングを始める前に、おねしょ・おもらしが起きるメカニズムについて、子ども特有の事情などもまじえてお伝えします。

これだけで
あっさり
治っちゃう
かも！？

第2章

おうちトレーニングで改善しよう！

おうちトレーニングのポイントは3つだけ。なかでも「水分と塩分のコントロール」は、すぐに取り組めて効果も出やすい方法です。おねしょ・おもらしに悩むすべてのお子さんに試してほしい内容です。

第3章

まずは現状を把握しよう

おうちトレーニングの目安は「1カ月」。「今の状況を知るシート」へ記入することでトレーニング後の変化を確認しやすくなるほか、傾向や弱点も見つけやすくなります。今すぐ使いたい便利グッズも紹介しています♪

GOAL!!

第7章

少しの工夫で乗り越えられる！！

おねしょ・おもらしに悩む方の事情はみんなそれぞれ違います。さまざまなシチュエーションで対応できる、とっておきの作戦や声かけのコツを伝授します！ 大丈夫、必ずよくなります。

第6章

「おうちトレーニング」をしてそれでもダメだったら受診しよう！

１カ月を目安に変化を確かめます。第３章で記入した「今の状況を知るシート」と、トレーニング中に毎日記入する「おねしょ・おもらしメモ」とを見比べ、変化を確かめましょう。

トレーニングの成果を確かめてみましょう！受診の案内もあります

その子に合った声掛けができるようになります！

第5章

「心」とおねしょ・おもらしの関係

心の状態とおねしょ・おもらしは密接に関係しています。子どもの心はとってもナイーブ。心理面でのちょっとした出来事で自律神経に乱れが生じ、それがおねしょ・おもらしにつながることも！

第4章

よく眠ろう！

睡眠時間の短い子や熟睡できていない子は、それが原因でおねしょ・おもらしをしている可能性が。何度もトイレに行ってしっかり寝れば、おねしょ・おもらしをしづらい身体になれるかも。

おうちでできる おねしょ、おもらしさよならガイド　もくじ

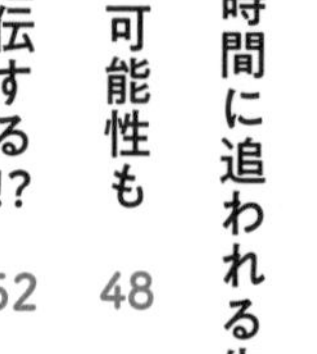

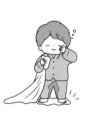

第2章

おうちトレーニングで改善しよう！

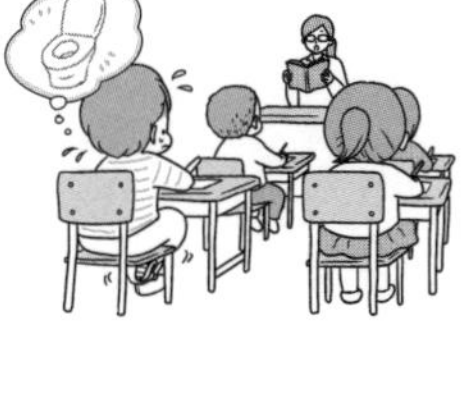

第3章

まずは現状を把握しよう

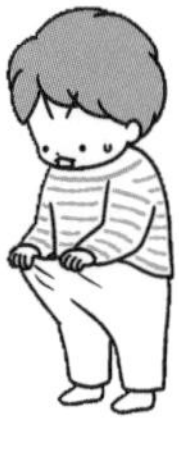

第4章

よく眠ろう！

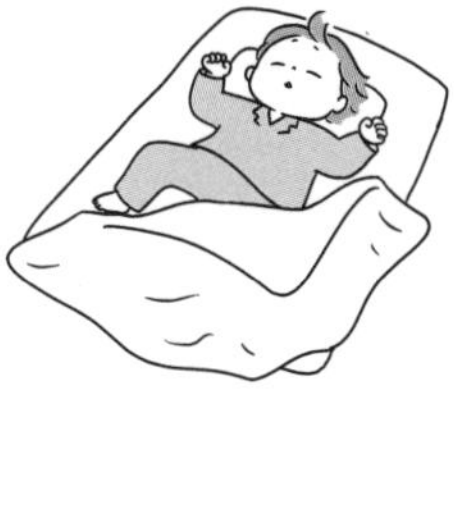

第7章 少しの工夫で乗り越えられる!!

●カバーデザイン　井上新八
●本文デザイン　石山沙蘭
●イラスト　モチコ
●編集協力　宮内あすか
村上杏菜

どうして？

治るの!?

第1章

なぜ「おねしょ」「おもらし」をするの？

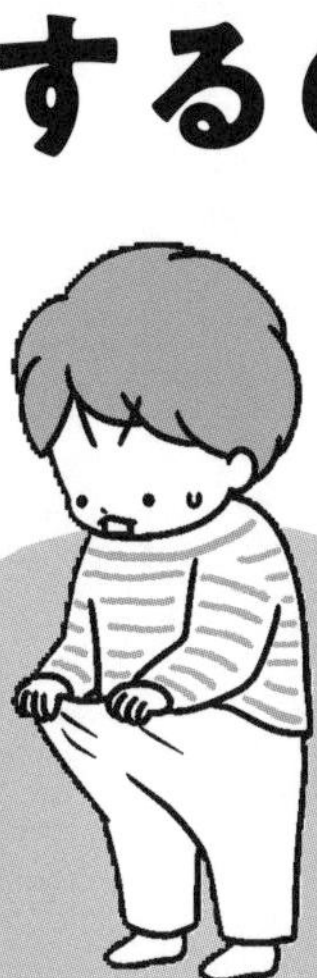

「おねしょ」と「おもらし」の違いって？

まずは「おねしょ」と「おもらし」、2つの定義を簡単に整理しておきましょう。

夜の寝ている間におもらしをするのが「おねしょ」、昼間の気づかないうちに漏らしてしまうのが「おもらし」です。

正式な医学的な名称は、それぞれ**「夜尿症《やにょうしょう》」「昼間尿失禁《ちゅうかんにょうしっきん》」**と言いますが、本書では「おねしょ」「おもらし」で統一しますね。

みんな生まれてすぐは、おねしょ・おもらしをするのが当たり前。

多くの子どもは成長につれて身体の機能が整い、寝ている間はおしっこをしなくなります。ところが中には、それがなかなかできない子もいます（※）。

この本は、具体的には、おねしょ・おもらしの回数を1回でも少なくしたり、

おうちトレーニングのゴール

おねしょ

下着やパジャマが濡れていない状態で朝を迎える

おもらし

起きている間、下着や衣服が濡れていない状態で過ごす

おねしょの量を減らしたりすることを目指して、おねしょ・おもらしを改善するトレーニングをおうちでするためのものです。

おうちトレーニングを始めるにあたって、まずはゴールを明確にしておきましょうね。

おねしょやおもらしを「しない」とは、どのような状態でしょうか。

医師によって見解が異なりますが、私の場合は上の図のようなゴールをイメージしています。

おもらしについてのゴールはシンプル

だから大丈夫ですね。

おねしょに関しては、医師によっては「夜寝ている途中で起きてトイレに行くのでは完治とは言えない」と考えている人もいますが、**「夜中にトイレに行くのはOK」というのが私の考えです。**

もちろん良質な睡眠という意味では、なるべく一晩中寝続けることが望ましいとは思います。

とは言っても「尿意に気づいてトイレに行く」ことが、まずは基本です。朝、下着やパジャマが快適な状態で朝を迎えられれば、「おもらしをしなかった」と判断していいと思います。

自分で尿意に気づいて起きられることが第一歩なのです！

もちろん、強いて夜中に保護者が起こす必要はありません。ゆくゆくは一晩中ぐっすり寝ておねしょをしない状態を目指しましょう。

ちなみに、100%ではありませんが、昼のおもらしがある子のほとんどは、夜のおねしょもあります。稀におもらしだけの子もいます。

だからと言って、トレーニングや治療の方針が変わるわけではありません。なぜなら、おねしょもおもらしも両方「おしっこをためて出す」の原則が崩れてしまうために起こる症状だからです。

一部、原因と対策に異なる部分もありますが、基本的なメカニズムは一緒です。

※国際小児尿禁制学会（ＩＣＣＳ）など国際的コンセンサスガイドラインでは、５歳以降で月１回以上・３カ月以上の夜間睡眠中の尿漏れがあることを「夜尿症」と定めています。

「昼間尿失禁」とともに、５歳以降で月１回以上が３カ月以上続くと治療の対象になると考えてよいでしょう。

おねしょも、おもらしもして当たり前

おねしょ・おもらしのメカニズムについて詳しい説明に入る前に、少しだけ予備知識をお伝えしますね。

おねしょ・おもらしをしないのは、実はとても難しく、高度なことです。

「まさか、そんな。だって意識しなくてもできることでしょう」

そう思われるかもしれません。

では、トイレで排尿するために、身体の中ではどんな仕組みが働いているのか確認してみましょう。

膀胱におしっこがたまってくる→脊髄を通して脳の排尿中枢にお知らせがいく→「そろそろトイレに行かなければいけない」と脳が判断する→「身体を動かしてトイレに行きなさい」と筋肉を動かす指令が運動神経にいく→

身体を動かしてトイレまで行く↓便器の前で下着をおろす↓「もうおしっこしていいよ」と排尿中枢から指令が出る↓膀胱を収縮させ、尿道を開いて膀胱からおしっこを押し出す（29ページのイラスト参照）

簡単に言っても、これだけのプロセスがあるのです！

しかも今紹介したのは昼間のおしっこの場合。夜間なら、さらに「眠りから覚醒する」のプロセスも加わります。

この道のりのうち、どこか1箇所でもつまずけばミッションは失敗です。

たとえば小さな子どもの場合、トイレには辿り着いたものの、便器の前で漏らしてしまう失敗がよくあります。きっと下着をおろしている間、おしっこを我慢することができなかったのですね。

敗因として考えられることは、そもそもトイレに向かうタイミングが遅すぎたのかもしれません。あるいはトイレに入ったことで安心してしまい、おしっこを出す指令を脳が早く出しすぎてしまったのかもしれません。

なんとなくご理解いただけたでしょうか？　つまり、無事にトイレでおしっ

トイレでおしっこをするための身体の仕組み

膀胱におしっこがたまってくる

↓

脊髄を通して脳の排尿中枢に
お知らせがいく

↓

「そろそろトイレに行かなければいけない」と
脳が判断する

↓

「身体を動かしてトイレに行きなさい」と
筋肉を動かす指令が運動神経にいく

↓

身体を動かしてトイレまで行く

↓

便器の前で下着をおろす

↓

「もうおしっこしていいよ」と
排尿中枢から指令が出る

↓

膀胱を収縮させ、尿道を開いて膀胱から
おしっこを押し出す

おしっこをためて出す図（蓄尿排尿図）

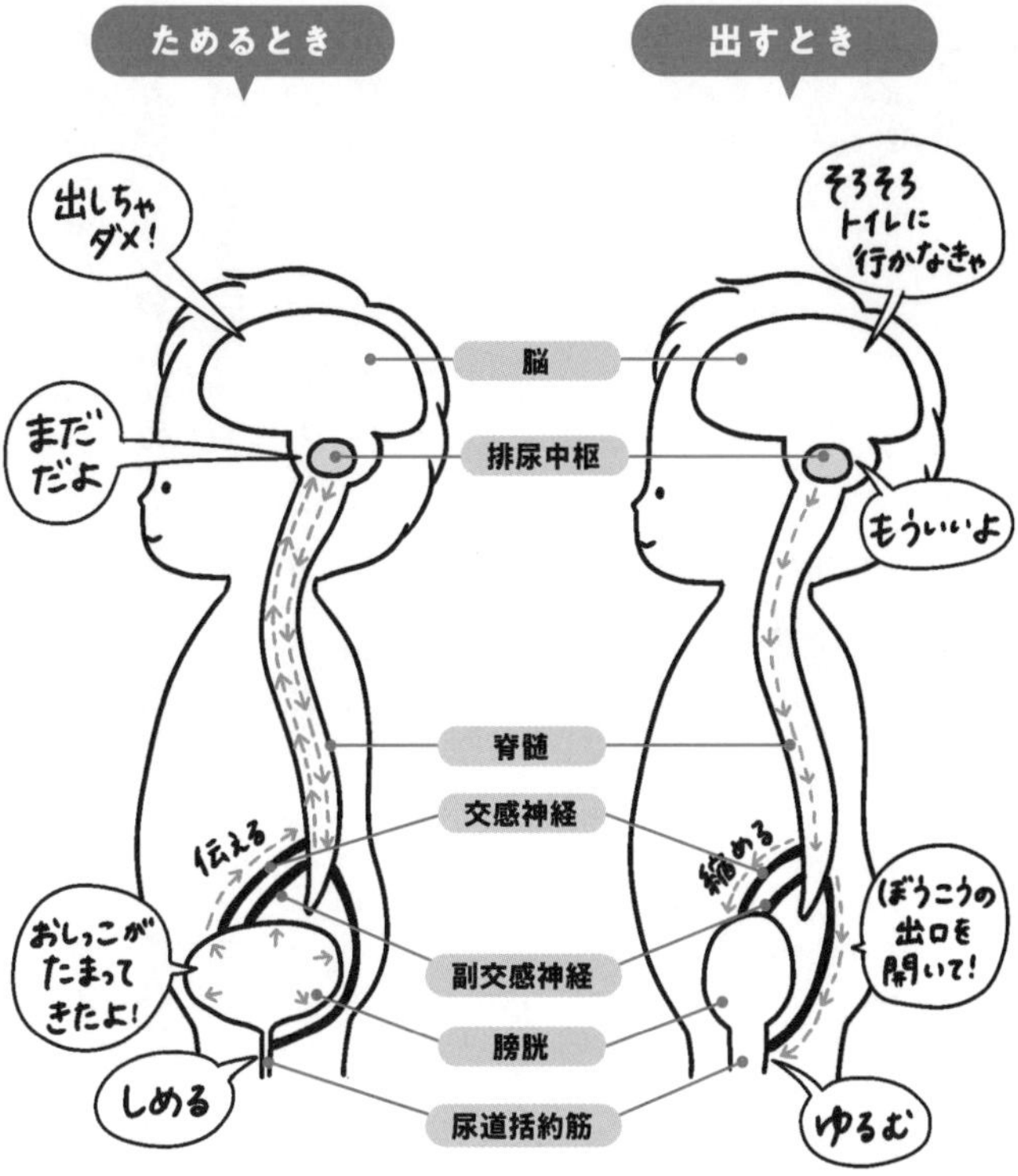

こをするためにはいくつもの関門を突破する必要があるのです。

もちろん、ほとんどの人は無意識のうちにクリアすることができます。**それは子ども時代の失敗も含めて身体が方法を習得し、慣れてくれたから。加えて、身体が成長して排尿の仕組みが完成しているからこそ。**

ところが子どもは身体も未発達なうえ、経験も足りていません。プロセスのどこかでつまずくことは不思議でも何でもないのです。


しかも、実はそもそも人間の身体はおねしょ・おもらしをしないように作られてはいなかった、とお伝えしたら驚くでしょうか？

人間がおねしょ・おもらしをする背景には、人類の進化の過程があるとの説があります（福田史夫『ヒトの子どもが寝小便《おねしょ》するわけ－サルを1万時間観察してわかった人間のナゾ』築地書館より）。

この説によれば、私たちヒトの祖先は移動・採食生活をしていて決まった巣（家）を持っていませんでした。だから自分の好きなタイミングと場所で排泄をするのが当たり前だったのです。「決まった時間・決まった場所で」というのは後付けの文化というわけです。

さらに私が想像するに、移動・採食生活をしていたのならば、夜に長時間まとまった睡眠も、とってはいなかったはず。他の動物に襲われる可能性があるからです。夜に長い時間寝る習慣がなければ、そもそもおねしょなんてするわけがありません。

つまり、**私たちは15万年前くらいから定住する家を持ち、夜に長時間寝るようになった。そのため決まった時間・場所で排泄をすることと、夜は排泄せずにためておくことが必要になった。その必要性に対応すべく、身体の仕組みを少しずつ進化させてきたのです。**

現代人の中にも、耳を意識的に動かすことができたりお尻の先の骨が残っていたりする人がいますよね。

それは私たち人類の進化の名残が身体に残っているということ。よい・悪いの問題ではなく、あくまで個体としての違いにすぎません。

同じように、おねしょ・おもらしをするのも人類の進化の名残と考えられます。

多くの人は5歳前後で現代の生活に合わせた排泄ができるようになります。ところが中にはもっと遅くなる人もいます。それは決して「悪いこと」ではないのです。

このような予備知識を持っていると、おねしょ・おもらしも自然なものとして受け入れられるような気がします。

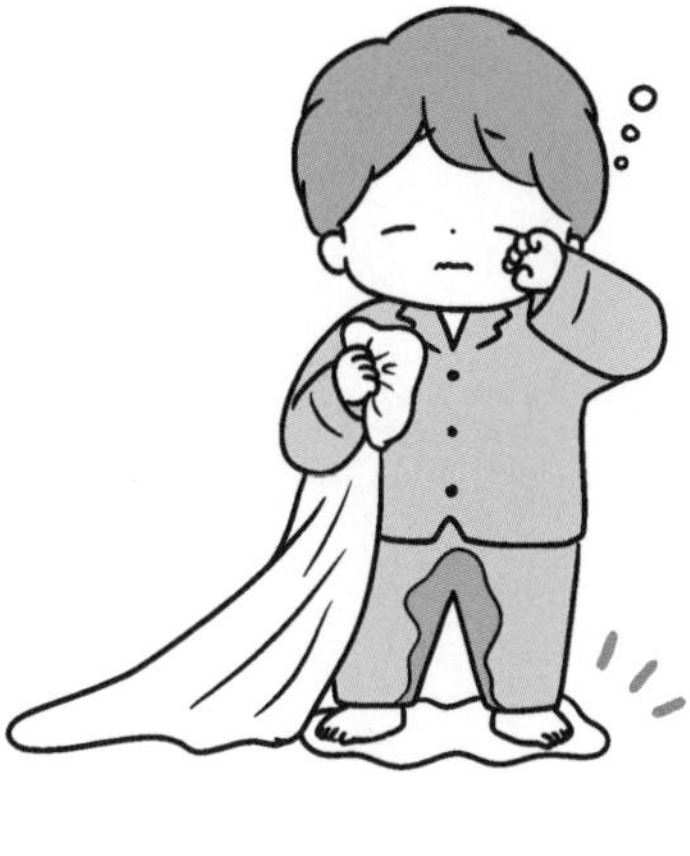

おねしょ・おもらしの3大原因

ではここからは、「おねしょ・おもらしのメカニズム」について詳しい説明に入っていきましょう。

おねしょ・おもらしの原因は、主に3つに分類できます。

原因1 多尿である

・おしっこの量が多い（夜間多尿）

原因2 膀胱になんらかの問題がある

・膀胱の容量が少ない（膀胱容量低下）

・膀胱が勝手に収縮する（過活動膀胱／神経因性膀胱）

原因3 睡眠との関係

・おしっこをするタイミングで目が覚めない（覚醒障害）

もう少し噛みくだいて説明しますね。

まず大前提として、おねしょ・おもらしをするかしないかは「膀胱の容量」と「おしっこの量」とのバランスによって決まります。

トイレでおしっこするための身体の仕組みの話を思い出してください。

膀胱におしっこがたまり「これ以上ためられない」となると、脳は「身体を動かしてトイレに行きなさい」と指令を出します。

寝ている時間では

もしそれが夜で、熟睡のあまり目を覚ますことができなかったら（原因3・覚醒障害）……そのままおねしょをしてしまいますね。

また、人は進化の過程で夜に長く寝るための仕組みを身体に備えるようになったこともお話ししました。寝ている間にトイレに行かずに済ますには、夜間に作られるおしっこの量を少なくする必要があります。

そこで、**おしっこを濃縮するための「抗利尿ホルモン」が分泌されるようになりました。濃くすることで量が減るわけです。**

ところが中には**さまざまな事情で、このホルモンがきちんと分泌されないことがあります。**

昼間と同じようにどんどんおしっこが作られてしまう（原因1・夜間多尿）ので大変です。膀胱におしっこをためきれないので何度も起きてトイレに行く必要がありますが、目が覚めなければ（原因3・覚醒障害）おねしょをしてしまいます。

さらに、**もともと膀胱のサイズが他の人に比べて小さい人もいます**（原因2・膀胱容量低下）。ためられる量が少ないので頻繁におしっこに行きたくなります。それが夜で、目が覚めなかったとしたら（原因3・覚醒障害）、やっぱりおねしょをしてしまいます。

さらに、通常なら「おしっこをするぞ」と意識することでキュッキュッと収縮して出口がゆるむはずの**膀胱の筋肉が、勝手に収縮してしまう人もいます**（原因2・過活動膀胱／神経因性膀胱）。そのまま自動的におしっこが押し出され、おねしょをしてしまうのです。

起きている時間では

次に、起きている時間について。

昼間の話なので、原因1の夜間多尿と原因3の覚醒障害は関係ありませんね。

昼間は水分をとった分だけ、おしっこがどんどん生産されます。トイレに行きたくなったときに、きちんと行ければ何も問題はありません。

ところが、**もともとの膀胱サイズが小さい（原因2・膀胱容量低下）子は、頻繁にトイレに行きたくなってしまいます。**学校の休み時間中に行くのを忘れてしまったり、授業中に先生に言い出すことができなかったりすると……。おもらしをしてしまうというわけです。

さらに、本人にその気はないのに勝手に膀胱が収縮して出口がゆるんでしまい、ジワーッとおしっこが漏れてしまう（原因2・過活動膀胱／神経因性膀胱）こともあります。病気や事故などで脊髄や神経に問題を抱えると、このような症状が出ることがありますが、特に原因がない人もいます。

隠れ原因、「便秘」

ここまで「3つの原因」によるおねしょ・おもらしを説明してきました。

「おねしょ・おもらしの原因は1つとは限らないんだな」と気づいた方もいらっしゃると思います。

そうなのです。複数の原因が重なって、おねしょ・おもらしは発生します。それだけ身体が複雑な働きをしてくれている証拠だと私は思います。

さらに、「隠れ原因」として、もう1つお伝えしておきたいケースがあります。**それは「便秘」です。**

「便秘とおもらしに何の関係があるの？」と思われる方もいらっしゃいますよね。

実はおおいに関係があります！

外に出ていく前のうんちがたまる直腸と膀胱は、体内で位置が隣り合っています。

うんちは本来なら、1日一度は外に出されるべきもの。**それが出口あたりでたまってしまうと膀胱が圧迫されます。そうなると、おしっこをためられる量が減ってしまうのです。**

外来に来る子どもたちを診る限り、おねしょ・おもらしに悩む子のほとんどは程度の差こそあれ、便秘がちです。

深刻な子だと、下着にうんちの水分（便汁）が付く場合があります。出口の直腸に古いうんちが詰まっているせいで、新しいうんちが作られても外に出ることができないのです。よって、古いうんちと直腸の隙間から、水分だけが圧迫されて出てきてしまいます。

これほど重度の便秘ではなくても、「うちの子、あんまりうんちが出ていないかも……」、そう不安に思われた方もいらっしゃると思います。

どのような状態であれば便秘とみなされるのか、その判断の目安の1つは「頻度」です。

特に子どもの場合は、1日に一度は便が出てることが望ましいです。2日に一度くらい出ていれば、まだいいでしょう。頻度もですがスッキリ出ていなければ便秘の傾向ありと判断できそうです。そもそも便秘の子はスッキリがどの程度か判断できない場合もあります。

もう1つの指標としてうんちの「状態」が挙げられます。次ページのうんちの見方「ブリストル・スケール」を参考にしてみてください。

図で説明されているうんちの形状のうち、お子さんは何番に該当するでしょうか？

④の普通便が理想ではありますが、③〜⑤番のいずれかで大人の両手いっぱいに出ていれば大きな問題はないと思って大丈夫です！

さて、おねしょ・おもらしの一般的な「3大原因」と「隠れ原因」について説明してきました。

おねしょ・おもらしの背景には複雑なメカニズムがあることがなんとなくで

うんちの見方（ブリストル・スケール）

1、2日に1回便が出なければ便秘

消化管の通過時間		種類	特徴
非常に遅い（約100時間）	1	コロコロ便	硬くてコロコロの兎糞状の便
	2	硬い便	ソーセージ状であるが硬い便
	3	やや硬い便	表面にひび割れのあるソーセージ状の便
	4	普通便	表面がなめらかで軟らかいソーセージ状、あるいは蛇のようにとぐろを巻く便
	5	やや軟らかい便	はっきりとしたしわのある軟らかい半固形の便
	6	泥状便	境界が崩れた、ふにゃふにゃの不定形の小片便、泥状の便
非常に早い（約10時間）	7	水様便	水様で、固形物を含まない液体状の便

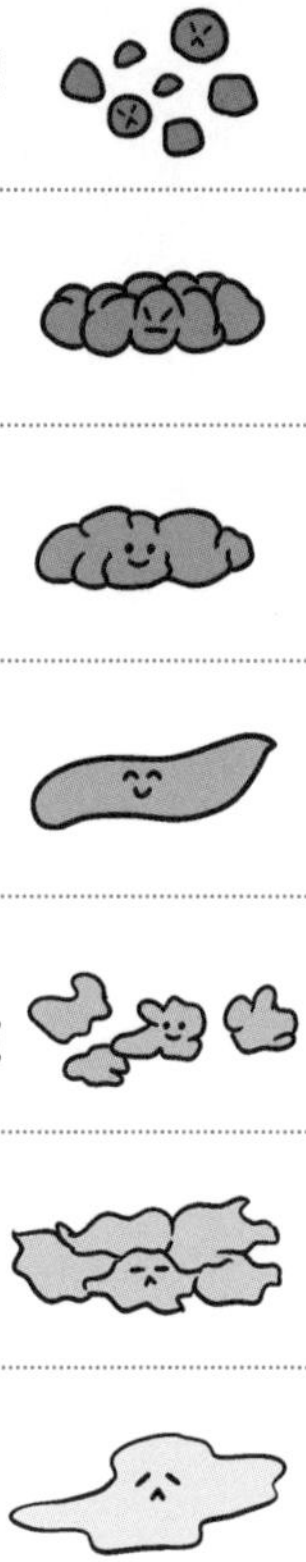

も伝わっていると嬉しいです。

あなたとお子さんが悩んでいるおねしょ・おもらしはいったいどの原因によるものか、それを推測する方法については第3章で詳しく触れていきます。

原因は１つの場合も複数の場合もある

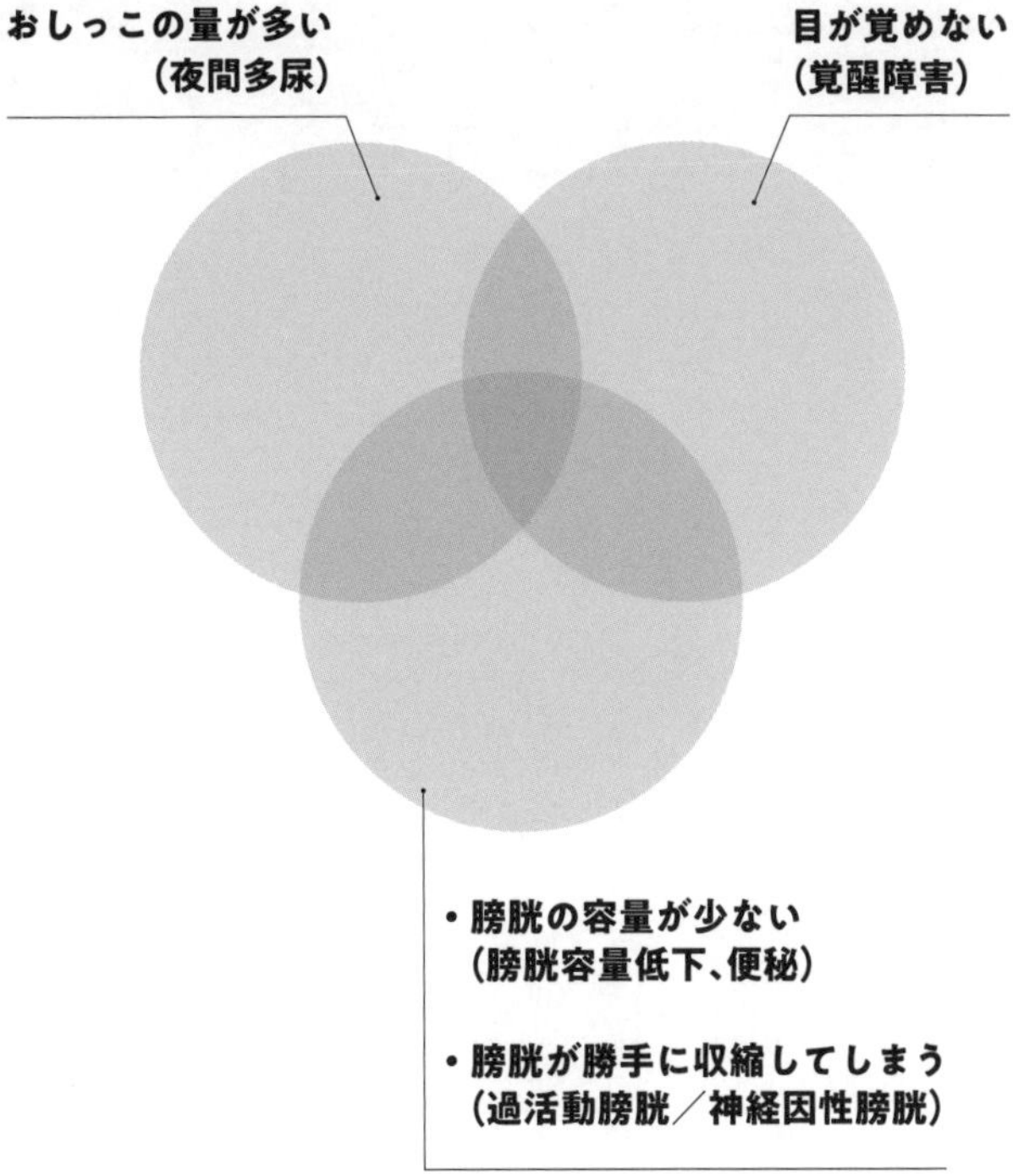

お子さんの原因は
何かを考えてみよう！

おもらしをする子は時間に追われる生活が苦手

ここまで読み進めてくださった方は、おねしょ・おもらしの科学的なメカニズムをなんとなく理解してくれたことと思いますが、もう少しだけ補足させてほしいことがあります。

「おねしょは仕方ないとわかったけれど、おもらしの場合は寝ていて気づかないわけでもないのだから、ただちゃんとトイレに行けばいいだけでは……?」と思った方がいらっしゃると思います。

先ほど、ご紹介した原因2の「膀胱が勝手に収縮する（過活動膀胱／神経因性膀胱）」といった事情があれば確かに話は別ですが、そうではないのなら尿意を感じた時点でトイレへ行けば済む話。そう考えるのは大人なら当たり前だと思います。

ここでちょっとだけ、私が診療で出会った子どもたちの話をさせてください。

これまで私が診察してきた子どもたちのうち、おもらしがある子は全体の4分の1か3分の1でした。全体が4000以上ですから、だいたい1000人から1300人強です。それくらいの人数の子どもたちと話をしてきて、私はある共通点に気がつきました。

おもらしをする子たちは、学校の時間割通りの生活についていくのがどうやら苦手なようです。

大人にも、シャキシャキ活動的に行動できる人もいれば、のんびりマイペースにやりたい人もいるなど、いろいろな性格の人がいますよね。

子どもたちも一緒です。5分や10分の休み時間で次の授業の準備をしたり移動をしたりトイレを済ませたりすることは、マイペースタイプの子には大変なことです。

「次の休み時間にはトイレに行こう！」

そう思っていたのに、チャイムが鳴った瞬間に友だちから話しかけられてタイミングを逃してしまった。少し別のことに気を取られているうちに、いつのまにか先生が次の授業を始めてしまった。そんなことが多くあるみたいです。

また、授業中に突然トイレに行きたくなる可能性は誰にでもありますよね。そのときに「先生、トイレに行っていいですか?」とみんなの前で言える子ばかりとは限りません。しかも学校によっては、しつけの一環として「授業中はトイレ禁止」のところもあるよう(!?)です。

大人は合理的な考え方と判断ができます。トイレに行くことが最優先すべきだとわかっていれば、ふさわしい行動もとれるでしょう。

しかしこの点、大人と子どもは違います。

内気な子、おっとりとした子にとっては「トイレに行ってくる!」とはっきり言ったり行動したりすることは、かなりハードルが高くなります。それなのに、

「どうしてちゃんとできないの!」

「休み時間にトイレに行っておけば済む話でしょう」

と大人に詰め寄られたら、黙って下を向くしかできない子がたくさんいるのだと、20年間の外来を通じて私は学びました。

私たち大人は、つい自分のモノサシで子どもの行動をジャッジしてしまい

ますね。私は精一杯がんばっている子どもたちの気持ちに寄り添ってあげられる大人でありたいと、いつも願いながら日々、子どもたちと接しています。

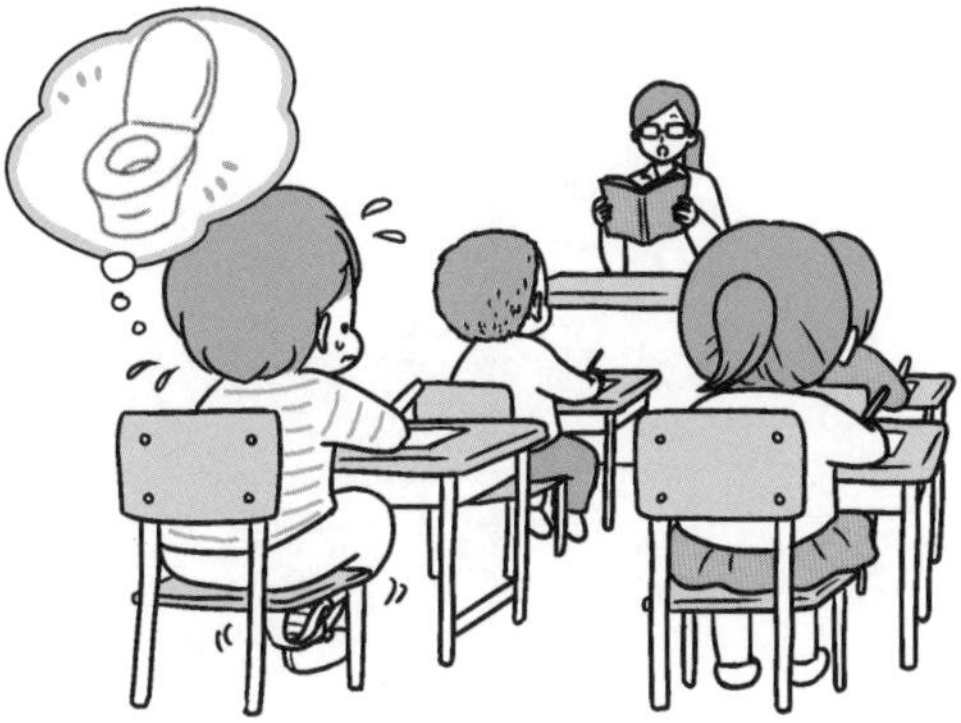

「尿意がわからない」可能性も

さらに、もう1つ別のパターンもあることが最近わかりました。

なんと、**そもそも自分で「尿意がわからない」子がいるようなのです。**

トイレに行きたくなったら、すぐにわかると思うのが一般的な感覚ですよね。ところが「『トイレに行きたい』という感覚」そのものがなさそうな子がいるのです。

感覚がないということは神経の問題かもしれませんので、ＭＲＩを撮ったり膀胱や尿道の造影検査をしたりして、脊髄や膀胱の機能にダメージがないかを調べます。

でも、このような検査をしても、実際に異常が見つかる子はほとんどいません。

これは、いったいどうしたことでしょう。不思議ですよね。

明確な理由はまだ解明できていないのですが、「尿意がわからない子どもが存在する」ことだけは、私の臨床経験から言える確かな事実です。

ただし「尿意がわからない」と言っても、その程度は人それぞれ。〝強弱〟の程度として尿意の感じ方が弱い子もいれば、そもそも「おしっこに行きたい」という感覚がわかっていないように見える子もいます。

そのあたりは個人差がありますが、とにかく「今すぐトイレに行きたくてたまらない！」といったものを感じられていないようなのです。

「でも、下着や服が濡れたら気持ちが悪いし、さすがにわかるでしょう？」

そう言いたくなりますよね。

ところが驚くことに、下着が濡れたことに気づかない子もいるのです。

「ええっ、そんなことってあるの……？」

そんな声が聞こえてきそうですが、実際、あるのです。普段乾いた下着を身につけているのが当たり前の人は濡れたらすぐ気づきますし、気持ちが悪いと感じますよね。ところが普段からおもらしの多い子は、濡れた下着が当たり前。いちいち気にならないし、気にしないようです。

でも大丈夫、これも本人さえ、その気になれば必ず治ります。

一例を紹介しましょう。

ある10歳の男の子は、目立った問題が見あたらないにもかかわらず、おもらしが続いていていました。

おもらし治療の定番で、定期的にトイレに行かせる「定時排尿」という治療があります。その子にも「○時にトイレに行こうね」と何度も言い聞かせましたが、ちっとも守ってくれません。

ところがあるとき、いきなりおもらしをしなくなったのです。

「どうして急に治ったんだと思う?」と尋ねると、「トイレに行かなきゃいけないことがわかった」と答えてくれました。

拍子抜けするような答えですよね。

つまり、これまで彼は「おしっこはトイレでするものだ」ということがわかっていなかったわけです。

特に、男の子の中には周りの目をあまり気にしない子も多くいます。「別に自分は困らないし、ここでしちゃえばいいや」と思っているのかもしれません。

それに比べると、女の子のほうが治療に真面目に取り組んでくれる分、おもらしも早く治りやすい傾向があります。

「尿意がわからない・弱い」「漏れても気にならない」ケースに該当する子は、思春期に近づいて恥じらいやマナーといった感覚が身につくにつれ、自然と解消する可能性が高いです。

尿意の感じ方が弱くても、「漏らしたら嫌だからトイレに行っておこう」と配慮できるくらい精神的に成長すればよいだけですからね。

「そんな子もいるのか……」と思われましたか？

「おもらし」とひとくちに言っても、個人によって事情はさまざまです。

何かのきっかけであっさり治ってしまうケースもよくありますので、パパ・ママそれから教育関係者、保育関係者の方には少しでも気持ちをラクにしていただければと思います。

Column

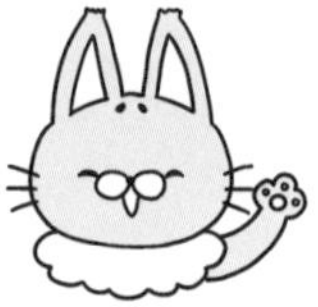

おねしょは遺伝する!?

いつもはママと一緒に診察に来ていた５歳の男の子が、珍しくパパと一緒にやって来たことがありました。

いつも通り診察を進めていたのですが、ふとパパが「そういえば僕もおねしょをしていたんですよ」とカミングアウト。「そうなのですか?」と返すと、「実は……」といろいろなお話を聞かせてくれました。

自分も今の息子くらいの頃におねしょをしており、母親が心配していたこと。いくつかの病院につれて行ってもらったけどなかなか治らなかったこと。母親が大変そうで、子ども心に申し訳なく思っていたこと。

息子さんはといえば、治療のかいあり、ちょうど改善の兆しが見えてきたところでした。パパは「今は治療のためのいろいろな薬やアイテムがあってうらやましい」と話す一方で、「おねしょ経験者だからこそ息子の苦労や気持ちをわかってあげられる」とも言っていました。それを聞いて私は「いいパパを持ってよかったね!」と声をかけました。

このエピソードのように、実は親子でおねしょ経験者であることは珍しくありません。

片ほうの親が経験者だと４割、両ほうの親だと７割の確率で子どももおねしょ・おもらしをするというのが夜尿治療界の通説です（もちろん、親はしていても子どもがしないケースや、その逆もあります）。

おねしょ・おもらしをする遺伝子が見つかっているというわけではありませんが、身体の作りや機能が親子で似かようという意味で、アレルギー体質が似たり運動神経が遺伝したりする「親子あるある」の一例だと私は考えています。

本書をお読みになっている親御さんがもし経験者でしたら、「子どもの気持ちをわかってあげられる」と胸を張ってくださいね。

第2章

がんばろう！

できるよ！

おうち
トレーニングで
改善しよう！

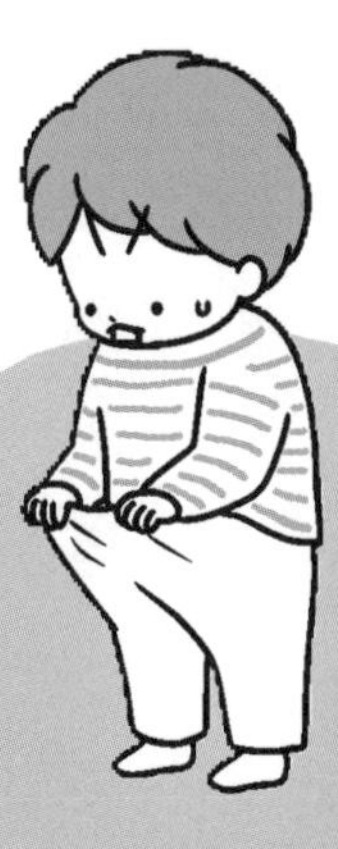

まずはこれだけやってみよう！おうちトレーニング！

ここでは、おうちトレーニングとは、何をするのかをお話したいと思います。「はじめに」で、おねしょ・おもらしを治すためにするためには、「たった3つ」のことが必要とお伝えしましたね。

その3つとは、**「水分と塩分のコントロール」「睡眠の工夫」「トイレの習慣」**です。

この生活習慣の改善を3つ合わせて「おうちトレーニング」と呼んでいます。

なんだそんなことかと思われたかもしれません。おねしょ、おもらしを克服するのために、一番大切なのは生活習慣の改善です。

病院ではお薬を処方することもありますが、あくまで身体の機能をちょっと後押しするだけの目的にすぎません。

それよりも大切なのは、おねしょ・おもらしをしにくくなるような生活習慣を身につけることです。

おうちトレーニング

水分と塩分のコントロール

水分はもちろん、わかっているという人も多いと思いますが、塩分ははじめて聞いた人も多いのでは？

おねしょ・おもらしの原因で一番多いのは、水分と塩分のとりすぎです。ここに気をつけるだけであっというまに治ってしまう子もいます。

「1日の水分量」「食事のメニュー」などを、具体的にお伝えしますね。

睡眠の工夫

日本の子どもたちは世界から見ても睡眠時間が短いと言われて久しくあります。睡眠不足は子どもの敵です。脳の成長にもとても関係があり、そのためおねしょ・おもらしにも大きくかかわってきます。

「何時間寝ればいいのか？」「睡眠の質を高める方法」などをお伝えしていきます。

トイレの習慣

おねしょ・おもらしをする子にかぎって、意外とトイレの習慣が身に付いていない子がけっこういます。

「どれくらい頻繁にトイレに行くべき？」「トイレに行くためのお助けアイテム」などを知って、おねしょ、おもらしをしないためのトイレ習慣を身につけてもらいましょう！

本書ではこのような3つのポイント以外にも、プラスアルファとして、心の面でのケアや、年齢別の声かけの工夫、宿泊行事への対応方法といったことにも触れています。

また、おうちトレーニングを始める前と後とを比較して、病院を受診するべきかどうかをジャッジするための**「今の状況を知るシート」「おねしょ・おもらしメモ」を使ってみてください。**

水分をとりすぎないようにしよう

いよいよ「おうちトレーニング」の実践編です。

一番取りかかりやすく、かつ効果も出やすいのは「水分」「塩分」のコントロールです。

特に水分はほとんどの子がとりすぎています。

「薬を飲んでも治らなかった」という子が1日にとる水分量を調整した途端に、薬なしで治った例がいくつもあります！

おねしょ・おもらしをする子の多くは、無意識のうちに飲み物を「がぶ飲み」しています。喉に勢いよく流し込み、余分に飲んでしまうのです。落ち着いて少しずつ口に含むことを意識すれば、量を減らせるでしょう。

水分をとりすぎているかどうかの目安の1つは「起床時の尿量」です。

朝起きて、すぐのおしっこの量が200ccまでなら問題ありません。それを超えていると、寝る前に水分をとりすぎている可能性があります。

でも毎朝、尿量をはかるのは大変ですよね。

そこで、おねしょをしなかった日のおしっこをする様子を観察させてもらい、そのときの印象で判断しましょう。勢いよくジョボジョボとおしっこが出ているなら水分のとりすぎです。すでに下着やパジャマがぐっしょり漏れるほどおねしょをしているのなら、なおさらですね。

逆にまったく出なかったり、少ししか出なかったりする場合は、すでにおねしょで全部出しきっているということ。おねしょの症状が重いということなので、気を引き締めてコントロールしなくてはなりません。

おねしょの量と朝一番の尿量の両方が少ない場合は、水分のとり方に問題はありません。

ただし合わせて100ccを切るようだと、水分不足の可能性がありますので、もう少し水分をとっても大丈夫です。

「水分をとりすぎないように」というお話をすると、熱中症が気になる方もいらっしゃると思います。

メディアでは頻繁に熱中症に関する報道がされているので、不安になるお気持ちはわかります。

実は熱中症を防ぐためにとるべき水分量は、それほど多くはありません。

とは言え、直射日光を長時間浴び続けないことや、通気性の高い衣服を着用することなどに気をつけるほうが先です。

また、運動時もたくさん汗をかくので気になると思います。ですから、運動時にどれくらい水分をとればいいかの目安は次の項でお伝えしますね。

なお、病気などで発熱しているときは、いったんおねしょ・おもらしのことは忘れ、水分をとることを優先してください。

元気になったら、また「おうちトレーニング」を再開しましょうね。

1日にどれくらい水分をとっていいの？

おねしょ・おもらしをする子が1日にとっていい水分の目安は次の通りです。

●夏は1000ccまで
●冬は800ccまで

内訳は、3回の食事時にそれぞれ200ccずつ。それ以外では、夏なら「100〜400cc」、冬は「0〜200cc」です。

一般的な感覚だと、なかなか厳しい量かもしれませんね。

もちろん、おねしょ・おもらしが治ればもっとたくさん飲んでも大丈夫ですので、治るまではこれを目安にしてください。

なお、**汗がだくだくと流れるような激しい運動をするときは、夏は1000**

cc、冬は500ccを上限に追加で水分補給をしてもかまいません。

スポーツクラブや部活動に参加していると、その時間だけで1500cc、中には3000ccもの量を飲んでいる子もいます。

たくさん汗をかくのだとは思いますが、これではなかなかおねしょやおもらしが治らなくても不思議ではありません。

お伝えした目安で水分補給をして、それでもさらに喉がかわく場合はもう少し追加してください。**一気飲みをせず、ゆっくり飲むようにしてくださいね。**

さらに、次のようなポイントにも気をつけてください。

●水、麦茶、ルイボスティーなどノンカフェインのものを飲む
●牛乳を飲みすぎない（給食などで出される量にとどめる）
●寝る前にどうしても喉がかわいたときは「氷」を舐める（たとえば、小さなブロック氷2個まで）
●果物は夜でなく「朝」に食べる

カフェインにはおしっこが出やすくなる作用がありますので、なるべく避けたほうがいいでしょう。

ちなみに、緑茶や紅茶にもカフェインは含まれています。

牛乳にカフェインは含まれていませんが、経験上、たくさん飲むとおしっこが出やすくなる傾向があると感じています。必要以上に飲まないほうがいいと思います。

また、「駆け込み飲み」をしてしまう子がいます。夕食が終わるタイミングや寝る前などに、このあとは飲んではいけないと決めると、「時間内に飲み切らなければ」とばかりに、がぶ飲みしてしまうのです。

それを防ぐには「氷」を舐めるのがおすすめです。

寝る直前などに、どうしても喉がかわいたときは氷で対応しましょう。すぐに噛みくだいて、飲み込まないようにしてくださいね。

また、**果物は90％が水分なので、夕食時や夜寝る前に食べるのはやめておきます。おすすめのタイミングは朝です。**

主な飲み物のカフェイン含量

種　類	量	カフェイン量
コーヒー（煎り豆・ドリップ）	100ml あたり	90mg
コーヒー（インスタント）	100ml あたり	40mg
玉露	100ml あたり	120mg
抹茶	100ml あたり	30mg
紅茶	100ml あたり	20mg
せん茶	100ml あたり	20mg
ほうじ茶	100ml あたり	20mg
ウーロン茶	100ml あたり	20mg
番茶	100ml あたり	20mg
玄米茶	100ml あたり	15mg
麦茶・黒豆茶・杜仲茶・ルイボスティーなど	100ml あたり	0mg
ココア	100ml あたり	10mg
コーラ	100ml	9mg
ダイエットコーラ	100ml	12mg
板チョコレート	100g	30mg

「農林水産省」他　参考に出典

塩分はおねしょ・おもらしの大敵

水分と同じく、劇的な効果が表れやすいのが塩分のコントロールです。

塩分のとりすぎが身体によくないことは、多くの方がご存知だと思います。高血圧や動脈硬化になりやすく、腎臓にも負担をかけてしまうからです。

ちなみに、腎臓は血液中の余分な塩分（ナトリウム）を外に出す働きをしています。

ただし、ナトリウムだけを排出することはできません。なんらかの形で水分とセットにする必要があるのです。その代表が汗やおしっこです。

つまり塩分をたくさんとると、おしっこもたくさん出てしまうのです。

また、塩辛いものを食べると喉がかわきます。その後、水分をたくさん飲んでしまうので、ますますおしっこの量も増えてしまいますね。

このようなお話をすると、

「うちはそんなに塩分をとっていないから大丈夫」

とおっしゃる方がたくさんいます。

そのような方にこそ、ぜひおうちトレーニングを機会に食事を見直してみてほしいと思います。

なぜなら、**ほとんどの人が自覚している以上に塩分をとっているからです。**

ふだんの食事で塩分をとりやすいものといえば「味噌汁」です。

味噌は発酵食品で健康によい面もあります。ただし、汁を全部飲み干してしまうと、水分と塩分をとりすぎてしまうのです。

うどんやラーメン、鍋も同じです。いずれも「具」だけを食べるようにしましょう。

他にも、醤油やソース、ドレッシングを何にでもかけて食べる子はいませんか？

ふりかけや梅干し、漬け物などが好きな子もいるかもしれませんが、残念ながら塩分をとりすぎてしまいやすいので、なるべく控えましょう。

また、外食の際はさらに要注意です。

ハンバーグ定食やラーメン、カツ丼など、子どもが好む外食メニューの多くは塩分がたくさん含まれています。

ファミレスのドリンクバーもつい飲みすぎてしまいやすく、おしっこの量が増えがちです。

注意しなければいけないことがたくさんあって大変ですよね。

塩分を控える食事の工夫を整理しておきますね。

- **味噌汁、ラーメン、うどんなどは「具」だけを食べる**
- **醤油やソース、ドレッシングをかけすぎない**
- **ふりかけや梅干し、漬け物などは控える**
- **外食のときの汁物も「具」だけ食べる**
- **ドリンクバーは利用しない**

少し窮屈に感じる方もいらっしゃるかもしれません。お気持ちはわかりますが、塩分の少ない食事は老若男女問わず、健康のために大切なことです。おねしょ・おもらし対策だけでなく「家族みんなの健康のため」ととらえ、ぜひ前向きに取り組んでみてください。

副産物として、家族の健康診断の結果にもよい変化がみられるかもしれませんよ！

70〜71ページで、塩分の多いメニューと塩分量を紹介してあります。「年齢別の1日の塩分摂取量の目安」を参考に、確認してみてください。

脱・ガブ飲み家族！

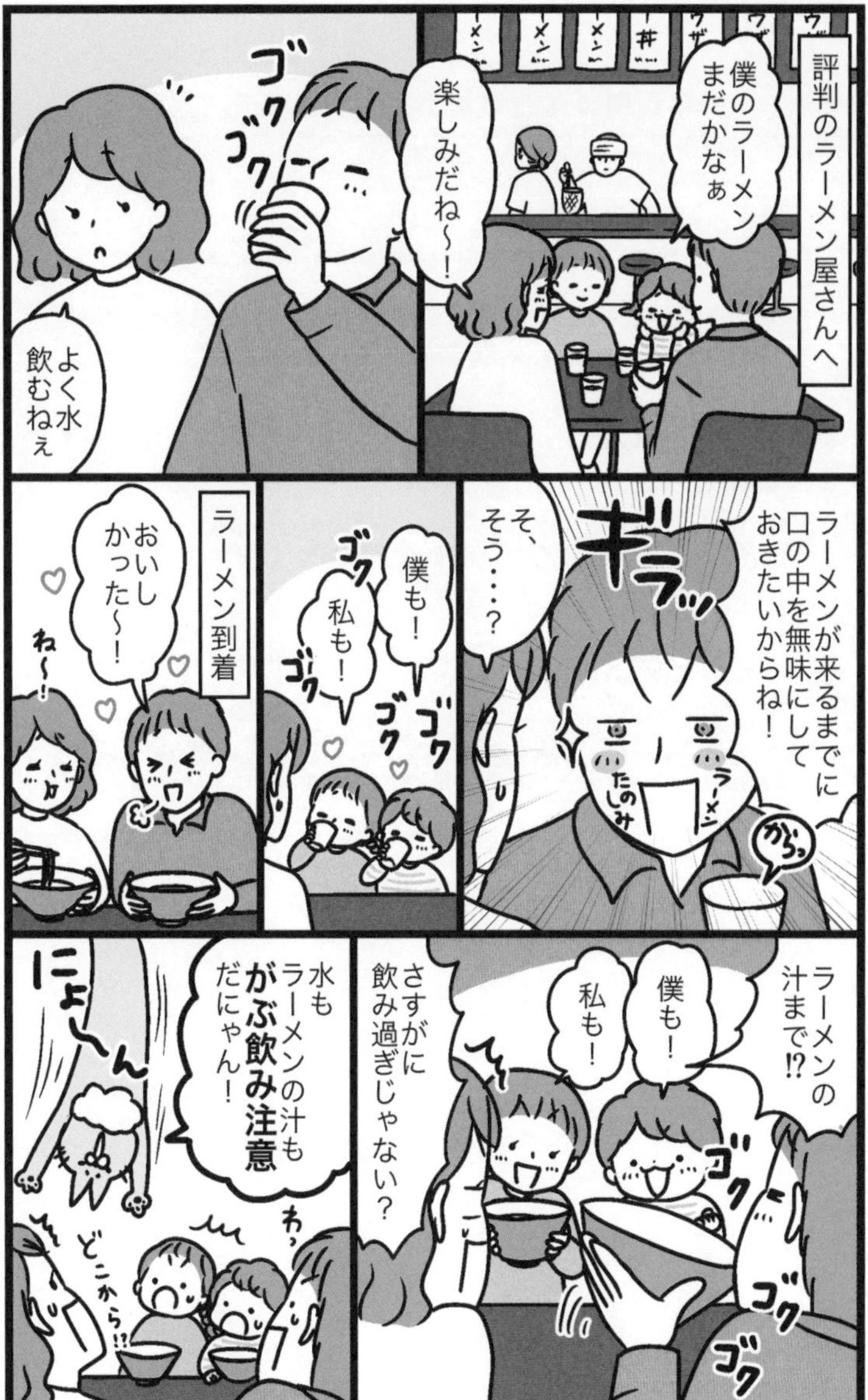
評判のラーメン屋さんへ
僕のラーメンまだかなぁ
楽しみだね〜！
ゴクゴク
よく水飲むねぇ
ラーメンが来るまでに口の中を無味にしておきたいからね！
ギラッ
そ、そう・・・？
からっ
僕も！
私も！
ゴクゴク
ゴクゴク
ラーメン到着
おいしかった〜！
ね〜！
ラーメンの汁まで!?
僕も！
私も！
さすがに飲み過ぎじゃない？
ゴクゴク
ゴクゴク
にょ〜ん
水もラーメンの汁もがぶ飲み注意だにゃん！
わっ
どこから!?

年齢別の１日の塩分摂取量の目安

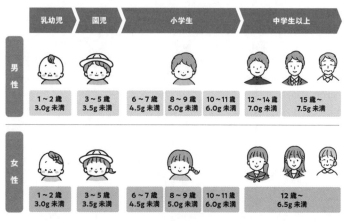

厚生労働省"日本人の食事摂取基準（2020年版）の概要"参照

このメニューにはこんなに塩分が含まれている！

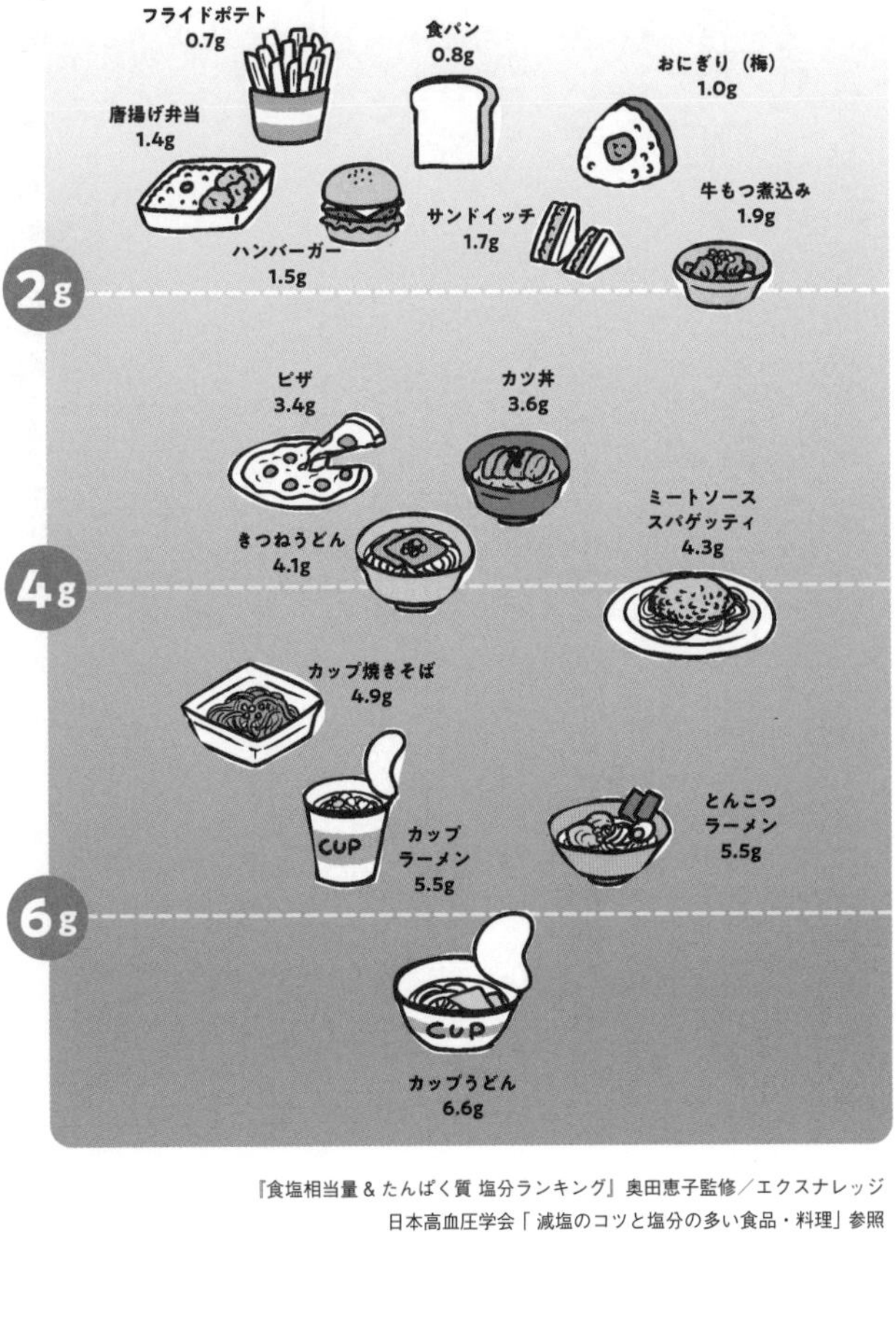

『食塩相当量＆たんぱく質 塩分ランキング』奥田恵子監修／エクスナレッジ
日本高血圧学会「減塩のコツと塩分の多い食品・料理」参照

夕食より朝食を豪華にしよう

復習になりますが、「寝ている間に作られるおしっこの量」と、「膀胱にためられる量」とのバランスが崩れるとおねしょをしてしまうということをお伝えしました。ということは、寝るまでに体内の余分な水分を外に出しておけば、おねしょをする可能性は低くなりますね。

食べてから3時間経つと、とった水分の80%がおしっこになることがわかっています。つまり、**夕食を食べてから寝るまでに、3時間空ければよいということです。**

就寝時間の目安は第4章で改めてお伝えしますが、21時に寝るとすれば18時には夕食を食べ終わりたいところです。

「ちょっと難しいな」と思う方もいらっしゃいますよね。

低学年のうちはなんとかがんばれても、高学年になり塾や習い事が始まると大変かもしれません。また、共働き家庭だと保護者のお仕事の終わる時間にも左右されてしまいますね。

いろいろな事情から3時間あけることが、現実的に厳しいご家庭もあると思います。できる限りでかまいませんので、なるべく早く夕食をとる工夫をしてみましょう。

たとえば、もし夕食の前にお風呂に入っていたら、夕食を先にします。さらに、夕食を簡単なものにして、調理や準備に時間をかけないようにするとよいと思います。

「そうは言っても栄養が偏るのは困る……」と思われるかもしれません。大丈夫！　その分、翌日の朝食を豪華にすればよいのです。豪華と言っても、これまで夜に食べていたものを朝にまわすだけです。

そもそも、日本人は夕食作りをがんばりすぎ。「一汁三菜」が浸透しているせいなのか、汁物に加え、何品もおかずを作らなければと思い込んでいる方が多いように思います。

夕食の準備に時間がかかると、食べ始めるのが遅くなります。寝るまでにあまり時間をおくことができないと、食物を十分に消化しないまま寝ることになります。寝る時間が遅ければ、十分な睡眠時間も確保されません。

そうなると自律神経の調子が乱れて深く眠れず、おしっこを濃くして量を減らす「抗利尿ホルモン」が分泌されにくくなります。体内にたまった水分とあいまって、おねしょをしやすくなってしまいます。

そして、睡眠時間が足りなければ朝もなかなか起きられませんね。

すると、朝食をゆっくりとる余裕がありません。結局、夕食にボリュームを寄せざるをえなくなるのです。

このようなサイクルがおねしょ・おもらしの悪循環を作っているご家庭は少なくありません。

一方、「腹八分目」の軽めの夕食なら、準備にあまり時間もかかりません。さっと作ってさっと食べれば、寝るまでの時間が長くなります。その間に体内の水分を外に出せます。

早めに就寝できれば良質な睡眠がとれ、自律神経も整います。よい睡眠がとれた結果、目覚めがよくおねしょもしづらくなるのです！

早く就寝した分、朝も早く起きられて朝食もしっかりとれるでしょう。

朝食は午前中の活動のエネルギー源。しっかり食べることで1日を活動的に過ごすことができます。

では、具体的にどのような夕食と朝食をとればいいのでしょうか。

たとえばこんな感じです。

●軽めの夕食…ご飯1膳、焼き魚と大根おろしなどのメイン料理
●豪華な朝食…いつもの朝食にプラスして、サラダ、果物、ヨーグルトなど

77ページの図で確認してみましょう。


朝と夜のボリュームを完全に逆転させるイメージです。

また、「一汁三菜」にもこだわる必要はありません。

「夜は質素、朝は豪華」に慣れると、忙しい夕方に凝った料理を作らずに済むのはラクだと実感できると思います。

まずは「昨日のおかずの残り、食べる？」と、昨夜の残り物を朝食に出すことから始めてみましょう。睡眠時間さえ足りていれば、子どもは朝からモリモリと食べてくれるはずです。

このような小さな一歩の積み重ねが、1日でも多くおねしょをしない日を作ることに確実につながっていきますよ。

食事のボリュームのイメージ

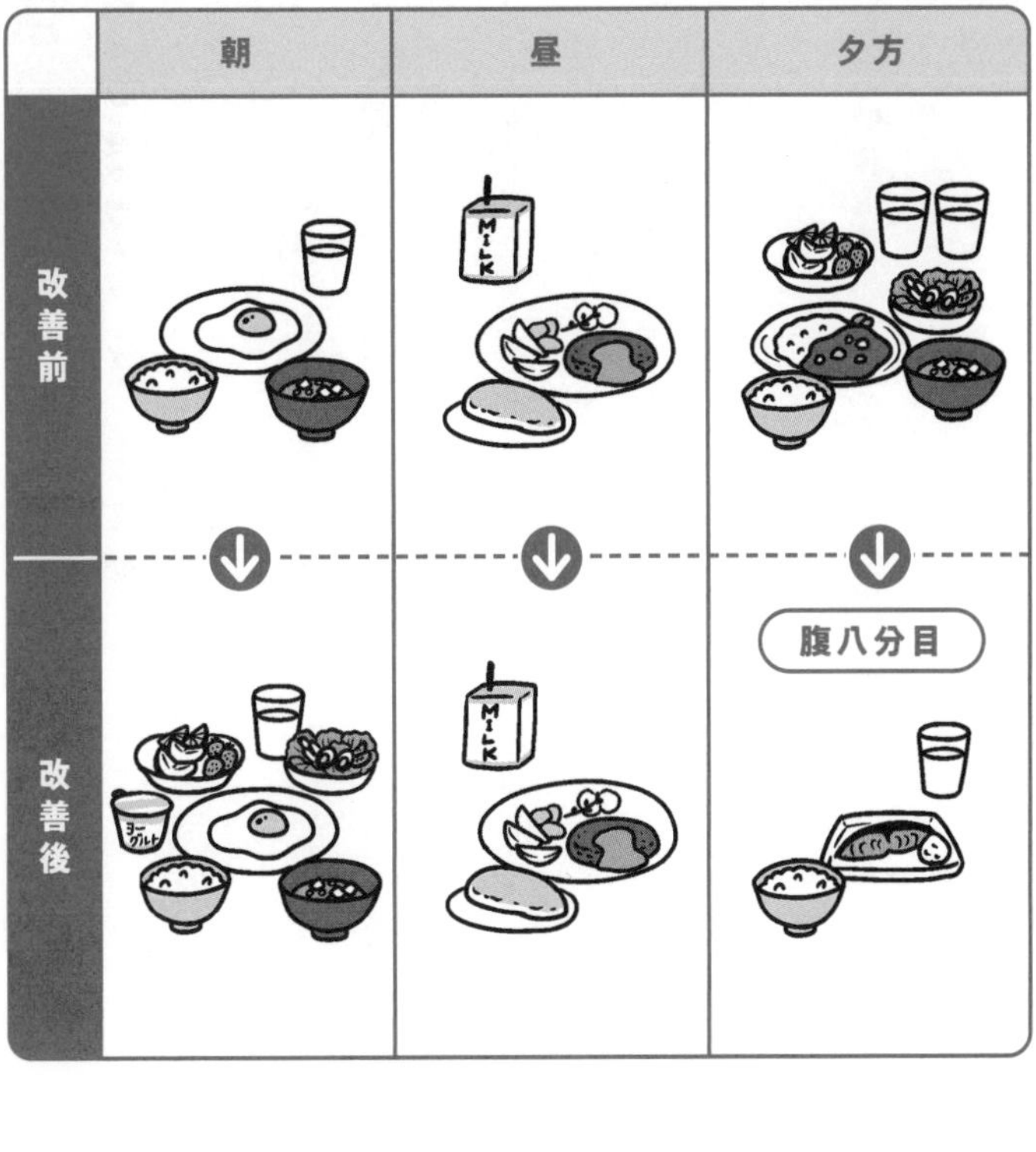

部活や習い事をしている子への食事の工夫

夕食終了時から寝るまでに、3時間あけるのが理想だとお伝えしました。それが不可能でも、せめて2時間あるとおねしょへの影響がずいぶん変わってきます。

中でも、スポーツクラブや部活、習い事、塾などに通っている子は食事をとるタイミングや内容にちょっとした工夫が必要です。

ポイントは「夕食を2回に分ける」ことです。

まず、学校が終わってその後の活動に出かける前に軽食（1回目の夕食）をとります。

お腹いっぱい食べるのではなく、小腹を満たすイメージです。 このときは多少水分のあるメニューでもかまいません。もちろん、汁を飲み干すのは避けてくださいね。

おねしょ予防のために必要な
夕食終了時から就寝前排尿までの時間

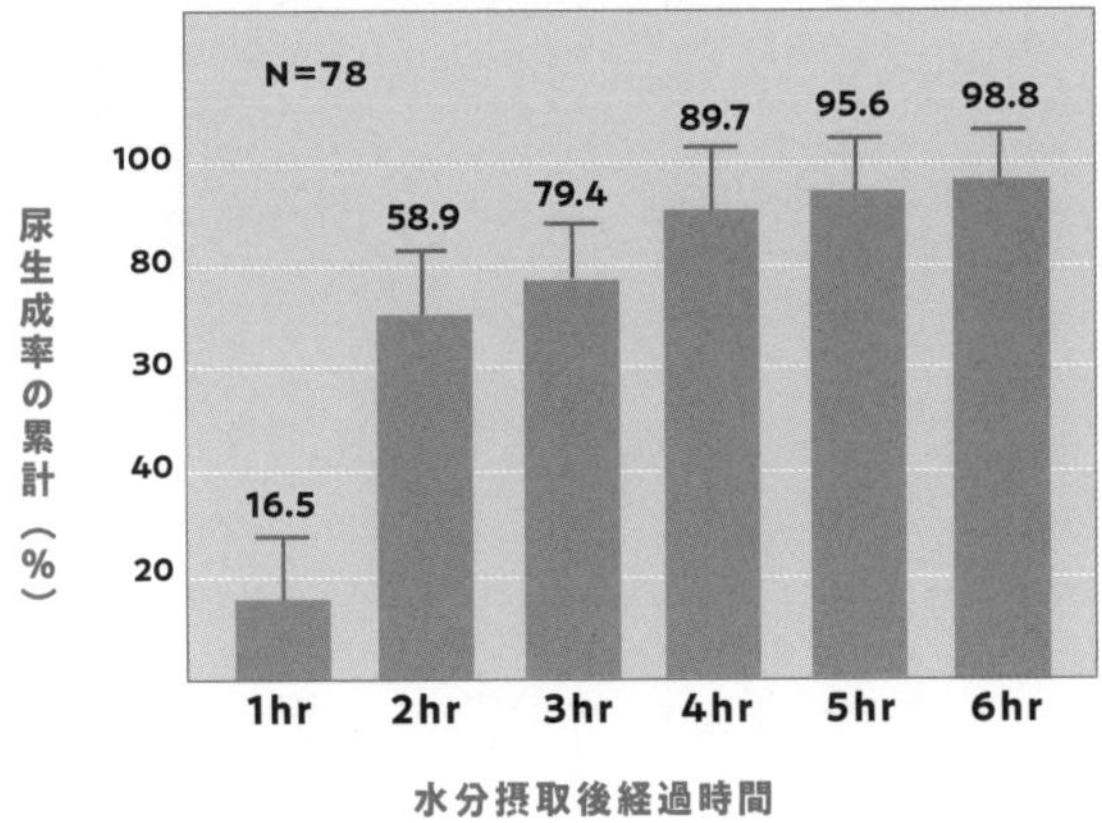

出典：相川 務：夜尿症研究12:45-49,2007

夕食終了時から就寝まで３時間の間隔があれば、
摂取した水分の約 80%が
就寝前の排尿で排泄されます。

そして、帰宅後、すぐに2回目の夕食をとります。

このときは水分・塩分の少ないものにしましょう。

また、満腹になることを目指してはいけません。たとえば、「おにぎり1個」「サンドイッチ1個」などです。

小学校の高学年以降や思春期は一番お腹のすく時期でもありますので、少々つらいかもしれません。

お腹いっぱい食べたい気持ちはわかりますが、そもそも夕食は軽めで済ますのが前提。「お腹がすいて寝られない」を避ける程度にしておきましょう。

そのかわり、朝起きてからはたくさん食べてくださいね。夕食を控えめにする分、朝はしっかり食べて元気に1日を過ごしましょう。

トータルとしての1日の水分摂取量の目安を守る必要はありますが、午前中の水分摂取はおねしょにあまり影響しません。

水分を多く含む果物も、朝食なら気にせずに食べられますよ。

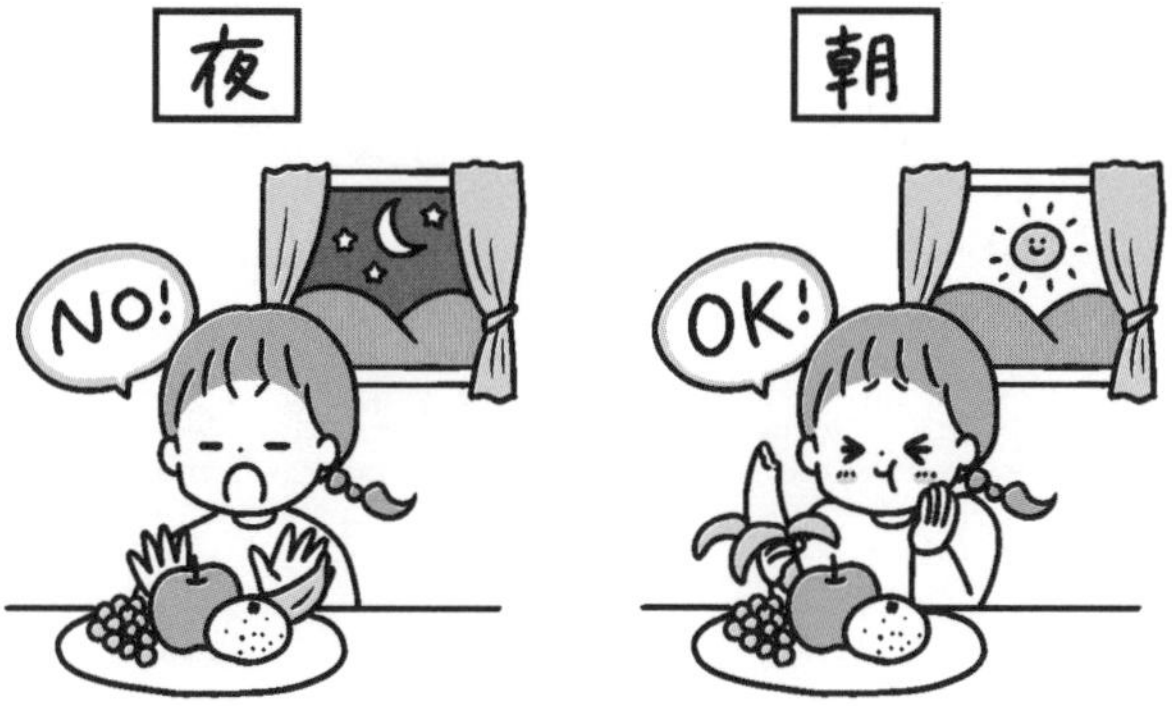
夜
NO!
朝
OK!

おうちでできる便秘予防

便秘がおねしょ・おもらしの原因になることは、第1章でお伝えしました。

繰り返しになりますが、便汁が下着につくほどの重度の便秘を家庭で克服するのは不可能です。遠慮せずに小児科を受診してください。

ここでは、

「ひどい便秘ではないけれど毎日は出ていない」

「今のところは大丈夫そうだけれど気をつけておきたい」

という方に向けて、自宅でできる便秘対策を簡単にお伝えしておきます。

まず、「お通じをよくするために水分をたくさん飲む」のはやめておきましょう。

水をたくさん飲んだからといって、下痢をするわけではありませんよね。とった水分がそのまま大腸に届くわけではないのです。

医学的には、水分をたくさん含んだ状態で大腸に届く食品をとることは便秘によいとされています。その代表が「食物繊維」です。

すじっぽい食感のものは不溶性（水に溶けない）の食物繊維です。腸の中の水分を吸収して膨れるため、うんちのかさを増してくれます。たとえば納豆、ブロッコリー、さつまいも、トウモロコシなどがあります。

水溶性（水に溶ける）の食物繊維は、ぬるぬるした食感のワカメ、寒天などの海藻類、きのこ類、りんごやバナナなどの果物類があります。腸の中で水に溶け、うんちを軟らかくしてくれます。

また、ヨーグルトなどの乳酸菌製品は、腸内環境を整えるのに役に立ってくれます。ちなみに、水溶性の食物繊維は腸内細菌のエサにもなるため、まさに一石二鳥の心強い味方です。

86ページで便秘予防に効果的な食品をまとめておきました。参考にしてくださいね。

また、1日のうちの決まった時間にトイレに行く習慣も便秘予防に効果的です。

胃に食物が入ると摂食反射で腸が動き始めます。これを利用し、朝食をたっぷりとった後、登園・登校までの間にトイレを済ましましょう。

そのためには、朝の時間に余裕がほしいですね。早寝早起きは欠かせません。

おねしょ・おもらし治療に限らず、便秘は健康によくありません。

「しっかり食べて毎日しっかり出す」のサイクルを身につけましょう！


ちなみに、あまり知られていませんが、排便中の「姿勢」も大事です。足を開いて、お尻を地面すれすれまで落とす座り方があります。古い言い方だとは「ヤンキー座り」ですね。スクワットでしゃがんだ状態のイメージです。

この姿勢を正式には「蹲踞《そんきょ》」といいます。現代でも相撲のシコや巫女さんのポーズなどに見られます。

実は、この姿勢が便秘の解消に効果的なのです。
直腸の向きが垂直に近くなることや、腹圧がかかりやすくなることが理由です。足で地面をしっかり踏みしめて踏ん張れるのもよい点です。

昔の和式トイレでは、みんなこの姿勢で用を足していました。ところが、現代はほとんどの家庭や施設で洋式トイレが使われています。
これも便秘の人が増えている一因かもしれません。

子どもがうんちをするときは、せめて足を踏ん張れるよう、踏み台のようなものを用意するとよいでしょう。
また、なかなかうんちが出ないときはお部屋で蹲踞の姿勢をしてみてもよいかもしれません。

便意を感じたら、すぐにトイレへ駆け込んでもらいましょう！

便秘予防に効果的な食品

腸の中の水分を吸収して膨れ、便のかさを増す

・さつまいも、里芋、こんにゃくなどイモ類、納豆、ブロッコリー、トウモロコシなど

水に溶け、便を軟らかくする

・ワカメ、寒天、ところてんなど海藻類
・しいたけ、しめじ、えのきなどきのこ類
・りんご、梨、バナナ、キウイフルーツなど果物、ドライフルーツ

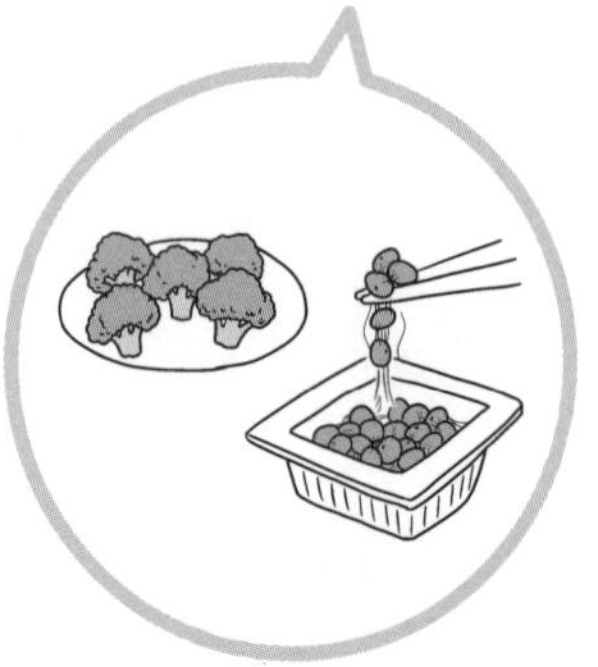

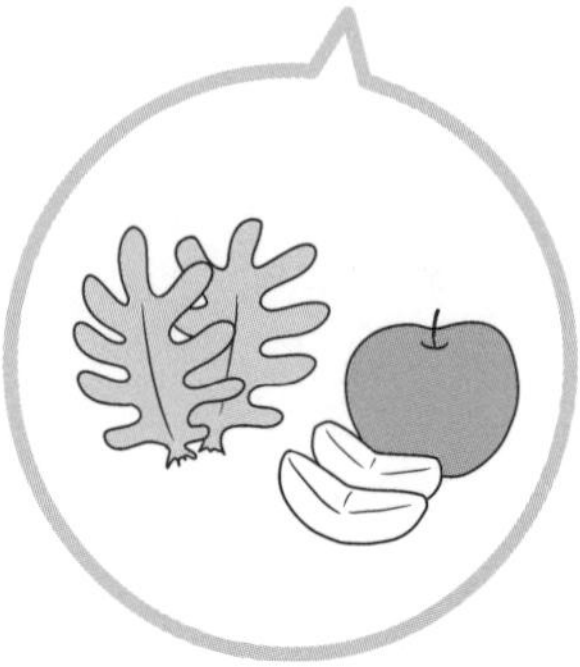

腸内環境を整えてくれる

・ヨーグルト
・腸内細菌のエサになる穀類、海藻類、きのこ類、果物など
・オリーブオイル

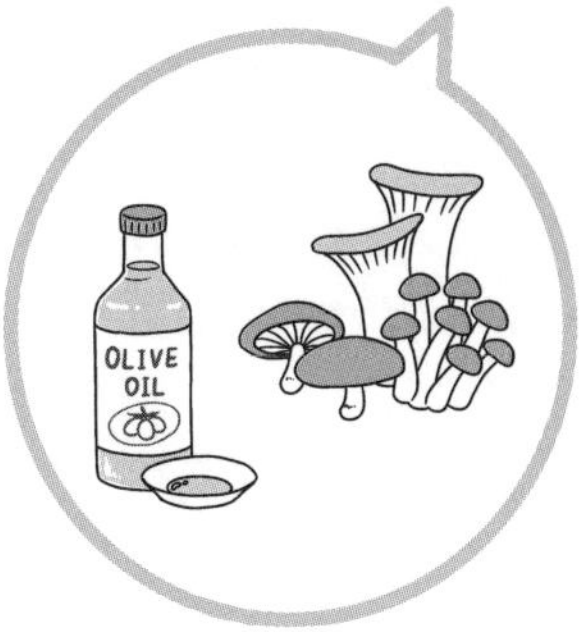

Column

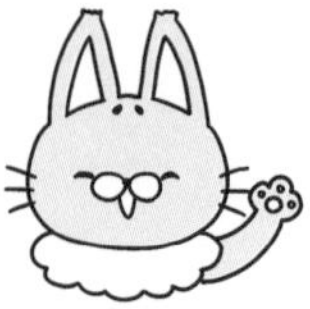

今の制限が ずっと続くわけではない

食生活の工夫は保護者に負担がかかる他、本人にもちょっとした我慢を強いることになります。

少しでも前向きに取り組んでもらうために、あらかじめ「今の制限がずっと続くわけではないよ」と伝えておくとよいでしょう。

「おねしょやおもらしが治ったらもっと自由に飲んだり食べたりできるようになる。治すために、今、がんばるのだ」と本人が納得できれば、前向きに取り組めると思います。

きょうだいがいて、もし当事者をからかうことがあれば、次のように伝えてみましょう。

「得意なことと苦手なことがあるのはみんな一緒。努力してもできないことをからかうのはいけません」

これは家庭内だけでなく外での人間関係のルールとしても基本的なことです。

また、食事の際、大皿に盛った料理を各自で取るご家庭があるかもしれませんが、子どもは自分で量をコントロールするのが難しいので、配膳の段階で保護者が取り分けたものを提供しましょう。

「あなたの分はこれね」「飲み物はコップ１杯ね」と渡せば、きょうだいと比べて「自分だけ少ししか取れない……」と感じさせる機会も減らせます。子どもは大人が想像する以上に心の中でおねしょ・おもらしを気にしています。「どうせ自分なんて……」と少し卑屈になっている子も少なくありません。

きょうだいにからかわれて気まずい思いをしたり、食事の度に窮屈な思いをさせたりするのは、かわいそうですよね。

「治るまでがんばるんだ!」という前向きな気持ちでいられるよう、優しくサポートしてあげましょう。

第3章

ママや
パパと
一緒にね

自分を
知ること

まずは現状を把握しよう

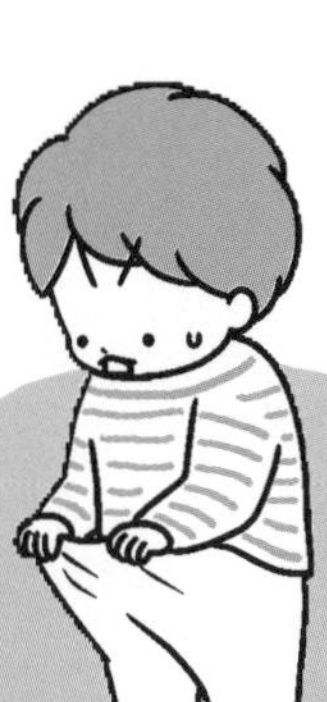

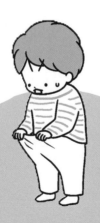

受診が必要ない子もいる

みんながみんな、受診が必要なわけではありません。ここからは、今のおねしょ・おもらしの状況を整理し、どう対応するかの作戦を立てましょう。まずは93ページの図を見てください。チェックポイントは以下です。

受診が必要ない場合

子どもは成長するにつれ身体の機能が整い、おねしょ・おもらしをしなくなります。**一般的にその機能は5～6歳頃に整う場合が多いです。**

◎おもらしはなく、おねしょだけなら未就学児の間はあまり気にする必要はありません（図の②③④に該当する子）。就学に向けて頻度を減らしていくために、おうちトレーニングをすれば十分だと思います。

◎5歳以降で、月に1回以上おねしょをすると「夜尿症」と呼ばれることは先にお伝えしましたね。ここに該当すると「じゃあ病院に行かなくちゃ」と焦ってしまいそうですが、必ずしもその必要はありません！

小学校低学年（6〜7歳）で、毎日おねしょをするわけではない子（⑦⑧に該当）、**このケースは、おうちトレーニングだけで完治する可能性があります。**また、この年代で毎日おねしょをする子（⑥に該当）も、おうちトレーニングで回数が減れば、重症度がそれほど高いとは言えなくなります。

受診が必要な場合

一方で、受診しておいたほうがいい子もいます。

◎まず、おねしょだけでなく、おもらしもある子です（①⑤⑨に該当）。

おもらしをする理由として、勝手に膀胱が収縮してしまったり尿意がわからなかったりするケースがあるとお伝えしましたね。それが脊髄や神経の問題による子は別の治療が必要になりますので、病院で検査をしてみてほしいのです。

◎それから、うんち（便汁）を漏らす子（①⑤⑨に該当）。パンツにうんちのしみがつくケースは、すでに説明した通り、かなり重度の便秘です。医師による処置が必要になりますので必ず受診してくださいね。

◎**また、小学校中学年（９歳）以上で（⑩⑪⑫に該当）毎晩おねしょをしている子も要受診です。**数年以内に修学旅行や合宿といったお泊まりイベントが控えていることもあり、少し本気でテコ入れをしたほうがいい年齢層です。とは言え、低学年の子に比べると身体の機能は整ってきている子が多いので、おうちトレーニングだけですぐに治る子も少なくありません。

お子さんが次ページの図のどこに該当するか、確認してみてください。

「どうやらうちの子は病院を受診したほうがよさそうだ」と思った方もいらっしゃると思います。その場合も、診察日までの間、ぜひおうちトレーニングを試してみてください。少しでも改善した状態で受診できれば、病院での治療期間も短く済みますよ！

また、次の項で紹介する「今の状況を知るシート」に記入して持参することをおすすめします。きっと診察や治療がスムーズに進むと思います。

「おねしょ・おもらし」の受診の目安

		未就学児	小学校低学年	小学校中学年以上
おねしょに加え昼間におしっこやうんちを漏らす		1 おうちトレーニング 医療機関を受診	5 医療機関を受診	9 医療機関を受診
おねしょのみ	毎晩	2 おうちトレーニング	6 おうちトレーニング 医療機関を受診	10 医療機関を受診 ※(おうちトレーニング)
	3回以上／週	3 おうちトレーニング	7 おうちトレーニング (おねしょの改善がなければ受診が望ましい)	11 おうちトレーニング 医療機関を受診
	2回以下／週	4 おうちで様子を見る	8 おうちトレーニング	12 おうちトレーニング 医療機関を受診

※おうちトレーニングでも治りますが、医療機関を受診することをおすすめします

記録をつけて現状を把握しよう！

受診する／しないにかかわらず、おうちトレーニングはおねしょ・おもらしに悩む子ども全員にとって価値のある試みです。第2章でお伝えした通り、**おねしょ・おもらしの治療で大切なことは生活習慣の改善**になるからです。

さて、おうちトレーニングを始めるにあたって、まずは「今の状況」を把握する必要があります。

私の外来に来てくれた際も、おねしょ・おもらしの回数や頻度、量などの症状、加えて1日の水分摂取量や食事の内容など、生活習慣に関することを必ず最初に調べてもらっています。

「今の状況」を目に見える形で記録すると、症状の重症度や原因なども少しずつ明らかになってきます。

96〜97ページの「今の状況を知るシート」をご覧いただくとおわかりになる通り、意識的に調べないと記入できない内容になっています。少し面倒だとは思いますが、まずは3日間だけ記録してみてください。

なるべく簡単にできるよう、やり方も説明しておきますね。

※ダウンロードして使えます。詳しくは巻末へ

1日の水分摂取量

7：30	160 cc	19：30	160 cc
10：00	100 cc	20：30	100 cc
13：00	100 cc	：	cc
15：30	110 cc	：	cc
16：50	120 cc	：	cc
18：00	100 cc	：	cc

トータル 890 cc

夕食の時間と内容

終了時刻 19：30

内容

ごはん　お茶わん1杯　　　麦茶　コップ1杯

お味噌汁　1杯

ハンバーグ　1個

サラダ　1皿

今の状況を知るシート（記入例）

月　　日

おねしょの有無（丸をつける）	量（ありの場合）
(あり)・なし	160 g

朝の尿について

色	量
出ません	0 cc

昼間の尿について

7：00	50 cc	15：00	120 cc
9：00	80 cc	17：00	60 cc
11：00	100 cc	20：00	50 cc
13：00	80 cc	21：00	60 cc

トータル 600 cc　回数トータル 8 回

うんちの有無（丸をつける）	ブリストルスケールの番号（ありの場合、丸をつける p.41 参照）
(あり)・なし	1　2　3　(4)　5　6　7

おもらしの有無（丸をつける）	回数（正の字）（ありの場合）	様子（丸をつける）
(あり)・なし	正（1画）	(小)　中　多

「今の状況を知るシート」の情報は、おうちトレーニングを試して１カ月後、どれだけ変化があったかを確かめる際の「Before（事前）」になります。また、この記録を読み解くことで、お子さんのおねしょ・おもらしの原因を推測することもできます。 尿量や回数の計測などはなかなか面倒だとは思いますが、１カ月後の変化を楽しみに、３日間だけ記録をつけてみてくださいね。

朝一番の尿量

朝一番のおしっこにはいろいろな情報が詰まっています。「量」と「色」に注目してください。

量をはかるには容器が必要です。大きめの計量カップを100円ショップなどで買ったり、ペットボトルの空き容器を切ってあらかじめ目盛りをつけておいたりするとよいでしょう。たくさんおしっこが出る子もいますので、最低でも300ccくらいはかれるサイズが望ましいです。それ以上出た場合は「300以上」と記入してもらうだけでも大丈夫です。

おねしょの量が多いと、朝一番のおしっこが出ない場合もあります。

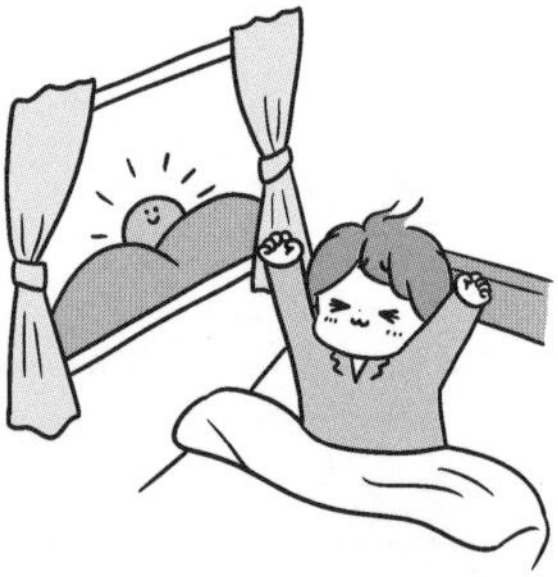

「今の状況を知るシート」の記録のつけ方

おねしょの有無と量

おねしょの有無を記録します。おねしょの量を把握するため、就寝時はおむつを着用してもらいましょう。その際、先に使用前のおむつの重さをはかっておきます。朝起きておねしょをしていたらそのおむつの重さをはかり、はかっておいた数字を引けば実際のおねしょの量がわかります。すでにおむつを卒業している子は違和感があるかもしれませんが「おねしょの量を調べるためだからね」と伝えてください。身体の大きい子はビッグサイズのおむつや、量がそれほど多くない子はトレーニングパンツに貼り付けるタイプの「おねしょパッド・シート」を使ってもいいですね。

1日の水分摂取量

1日にどれだけ水分をとっているかとおねしょ・おもらしには大きな関係があります。1日のうちに何cc飲んでいるかを記録しましょう。厳密にはかるのは難しいと思いますので「子ども用のコップ1杯＝200cc」を目安に、水分をとる度に時間と量を記録してください。水、お茶、ジュースなどすべての水分を含めます。

夕食の時間と内容

「塩分」もおねしょ・おもらしに大きな影響があります。

とは言え1日の塩分を完璧に把握するのは不可能です。

代わりに夕食の内容と時間を記録します。メニューの内容から塩分の多い／少ないや水分の摂取量が推測できます。夕食の時間帯もおねしょに関係するので記録しておきます。

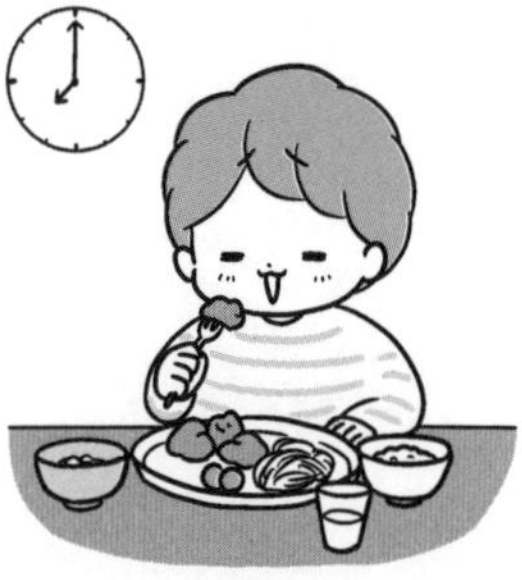

昼間の尿量

どれだけおしっこをためられるかの最大膀胱容量を判断するために、昼間のおしっこの量をはかります。朝一番の尿をはかる際と同じ容器を使って計測しましょう。少し大変だと思いますが、昼間おしっこをする度にはかってください。1日のうち何度かはギリギリまで我慢してトイレに行ってもらうようにすると正確な最大膀胱容量を把握できます。丸1日子どもの様子を見なければいけないので、土日祝日などの休日に行うとよいですね。

うんちの有無と様子

便秘かどうかを判断するため、うんちが出たかどうかと、出た場合は硬さを確認します。41ページのうんちの種類（ブリストル・スケール）に沿って形状もメモしておきましょう。

おもらしの有無と様子

おもらしがある子はその有無と回数を記入しておきます。量ははからなくてけっこうです。下着にしみる程度であれば「少」、服も少し濡れるくらいであれば「中」、かなりぐっしょりであれば「多」と記入してください。

「今の状況を知るシート」をまずは見てみよう！

「Before（事前）」の情報が集められたら、準備はバッチリです。そのままおうちトレーニングの実践に進んでもよいですが、その前に記録した内容をよく見て分析してみましょう。

「分析」と言ってもそんなに難しいことをするわけではありません。お子さんの〝弱点〟、つまり「このせいでおねしょ・おもらししちゃうのかな」という原因を推測するのです。

もちろん、医師でもない限り原因を正確に突きとめることは不可能ですが、これから紹介するポイントを意識すれば「うちの子、ここが弱点なのかも？」といったことが少し見えてくると思います。

おうちトレーニングのどこに重点をおくかの作戦を立てるのにも役立ちますよ。

「今の状況を知るシート」を読み解くポイント

「おしっこの量と濃さ」を判断する

「おねしょの量」と「朝一番の尿量」を合計すると、一晩の尿量がわかります。**6～9歳で200cc以上、10歳以上で250cc以上だと「おしっこの量が多い」タイプと判断できます。**さらに色が薄いようなら「抗利尿ホルモン」があまり出ていないのかもしれません。濃いのならホルモンは出ていそうです。薄くて量も多いなら、水分をとりすぎている可能性があります。反対に、一晩の尿量自体があまり多くない子は、膀胱の容量が少ない可能性があります。

また、朝一番におしっこがほとんど出ない子は、夜寝ている間におねしょをしたと考えられ、夜の排尿が習慣化していると言えます。少し深刻なおねしょかもしれないとわかるというわけです。

「最大膀胱容量」を判断する

膀胱にためておけるおしっこの量は、人によって大きく違います。これまで私が診てきたケースの中には、なんと1000ccもためられる人もいれば、200ccがやっとの人も。

最大膀胱容量は「昼間の尿の様子」の1回の尿量で判断できます。その中で一番大きい数字が最大膀胱容量です。

膀胱の大きさは身体のサイズと比例することが多くあります。本来は体重から導きますが、ざっくり言うと、6〜9歳で200cc以下、10歳以上で250cc以下は、膀胱容量が少ないタイプだと判断できます。このケースに該当する子は**「頻尿」（昼間のおしっこの回数が8回以上）になりやすく、おもらしもしやすい傾向があります。**

また、もし便秘があれば、そのせいで膀胱容量が少なくなっている可能性もあります。

水分をとりすぎていないか

ざっくりとした**目安ですが、1日に1000cc以上の水分をとっていたら多すぎると判断します。**おねしょ・おもらしは水分のとりすぎが一番の原因となっていることが多いです。がぶ飲みをするクセはありませんか？　1日に数千ccもの水分をとっている場合、おしっこを濃くして量を減らす「抗利尿ホルモン」の合成や作用に問題がある「尿崩症《にょうほうしょう》」という病気も疑われます。

季節・シチュエーションに応じた水分のとり方や量の目安は第2章でお伝えしました。

食事に問題はないか

食事で意識する必要があるのは「塩分」だけではありません。スープ、味噌汁、麺類などの「水分」にも注意が必要です。

特に夕食は睡眠中に作られるおしっこ量に大きく影響します。夕食の時間と寝る時間が近かったり、夕食時に塩分・水分を多めにとっていたりすると、おねしょをしやすくなります。食事面をどう改善すればよいかも第2章で詳しくお伝えしましたね。

以上のポイントを参考に、あなたのお子さんのおねしょ・おもらしの原因を推測してみましょう。

複数の原因が重なっていることもありますので、厳密に「これだ！」と特定するのは難しいかもしれませんが、少しでも弱点を把握できることで、おうちトレーニングに取り組む姿勢も変わってくるでしょう。

次ページよりおねしょのタイプごとのおうちトレーニングの方向性をまとめておきました。

医師の診断を仰がなければ正確な判断はできませんが、よかったら参考にしてみてください。

おねしょのタイプと対策

おしっこ多めタイプ（多量遺尿型）

特　徴

- 一晩の尿量が多い
- 膀胱容量は少なくない
- 日中のおしっこの回数は多くない（4～８回）

おうちトレーニングでの対策

- 水分と塩分を控えて尿量を減らす（第２章）
- 睡眠の質を改善して明け方の覚醒を促す（第４章）
- 睡眠の質を改善して抗利尿ホルモンの分泌を促進する（おしっこが薄い子）（第４章）

膀胱小さめタイプ
（膀胱機能未熟型）

特　徴

・一晩の尿量は多くない
・膀胱容量が少ない
・日中のおしっこの回数が多い
・おもらしをすることがある

おうちトレーニング
での対策

・水分、塩分を控えて尿を減らす（第２章）
・睡眠の質を改善して明け方の覚醒を促す（第４章）
・睡眠の質、冷え、メンタル面のストレスを改善して自律神経の働きを整える（過活動膀胱の子）（第４章）（第５章）
・便秘を解消して膀胱容量を増やす（便秘がある子）（第２章）

混合タイプ
（混合型）

特　徴

- 一晩の尿量が多い
- 膀胱容量が少ない
- 日中のおしっこの回数が多い

おうちトレーニングでの対策

- 「おしっこ多めタイプ」と「膀胱小さめタイプ」の対策すべて

※なお、睡眠に関しては体質による部分も多く、努力だけで改善できないこともありますので気長に向き合いましょう。

使えるものは便利に使おう

「今の状況を知るシート」に一晩の尿量を記録するにあたって、先ほど「おむつやおねしょパッド・シートを利用しましょう」とお伝えしました。

これはもちろん、「必要があるから使う」ということです。

普段から、おもらし・おねしょ対策でおむつを使ったりパッドを使ったりするのも、同じことだと考えてください。

「こんなに大きいのにおむつを卒業できないなんて」

「いつまでもパッドをつけているから治らないんじゃないの？」

こんな、心ない周囲の言葉に、胸を痛めている方もいらっしゃるかもしれません。

断言します。おむつやパッドをつけているから、治らないなんていうことはありません！

そもそも赤ちゃん時代につけていたおむつも、必要がなくなるから卒業するだけのこと。必要ならつけていればいいのです。

おむつやおねしょパッドをつけるのも、トレーニングパンツを卒業しないのも、悪いことではありません。もちろん、おねしょやおもらしをすること自体が個人差の問題であり、決して悪いことなんかではありません。

いつまでもおねしょやおもらしが治らないからといって、あなたの子育てが失敗したわけでも、問題があるわけでもありません。また、甘やかしているわけでも、しつけ不足のせいでもありません。

子どものおねしょ・おもらしの有無と、あなたの人としての価値はまったく関係ないのです。どうか自信を持ってください。

とは言っても、おねしょ・おもらしをされると、後始末や洗濯がとても大変ですよね。

ついイライラしてしまうこともあると思います。それは当たり前の感情です。だからこそ、少しでも負担を減らせるよう、いろいろなアイテムや道具を便利に使ってほしいのです。

子どものおねしょならビッグサイズのおむつ、おねしょ用パッド、ティーンなら成人用の尿ケアパッド、防水ナプキン、リハビリパンツでもいいでしょう。吸水層付きのパンツや、防水布付きのおねしょズボン、おねしょケットなどもあります。

布団に敷くタイプの防水シーツや、丸洗いできる布団もあります。

ある調査によれば、夜尿症は幼稚園年長時で約15％、小学校3年生で約8％、小学校5～6年生で約5％の罹患率があるといいます。なんとなく恥ずかしいと感じて隠している人も多いせいか、悩んでいる人は孤立しがちです。

しかし、インターネットで調べてみると便利なおねしょ・おもらし関連グッズがたくさん見つかります。それだけ需要があるということだと思いませんか。診察中に「これが便利」「これを使っている」といった商品やアイテムを保護者の方から教えてもらうこともあります。その一部を紹介しておきますので、うまく活用して少しでも負担を減らしてくださいね。

おねしょ・おもらし便利グッズ

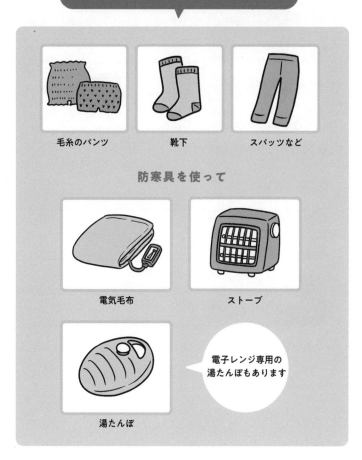

寝るときに温めよう

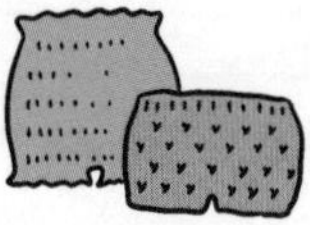
毛糸のパンツ

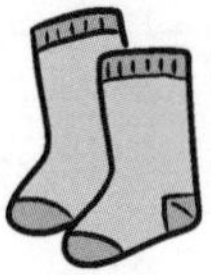
靴下

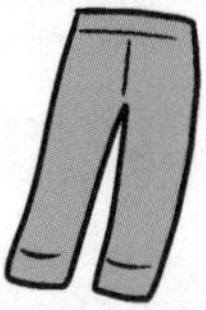
スパッツなど

防寒具を使って

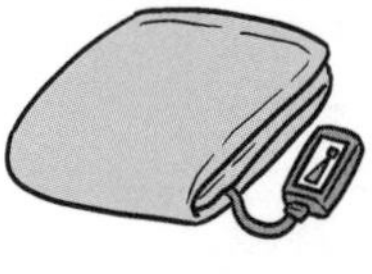
電気毛布

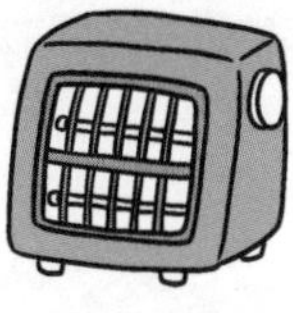
ストーブ

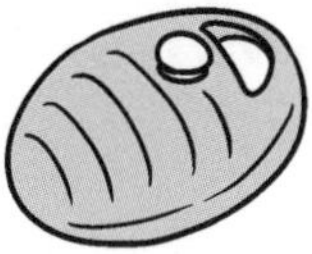
湯たんぽ

電子レンジ専用の
湯たんぽもあります

男の子には	ライフリー　さわやかうす型パッド男性用（ユニチャーム）
女の子には	ポイズ肌ケアパッド 超スリム女性用（日本製紙クレシア）
35kg ぐらいまでの子には	グーン スーパー BIG パンツタイプ（大王製紙）
さらに大きい子には	ライフリー　リハビリパンツ（ユニチャーム）
昼間おもらし用	ピジョンおしっこ吸収ライナー（ピジョン）

※名称などが変更になる可能性があります（2021年9月現在の表記）

宿泊行事では

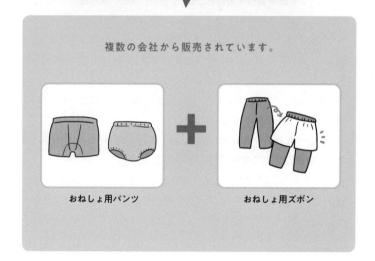

複数の会社から販売されています。

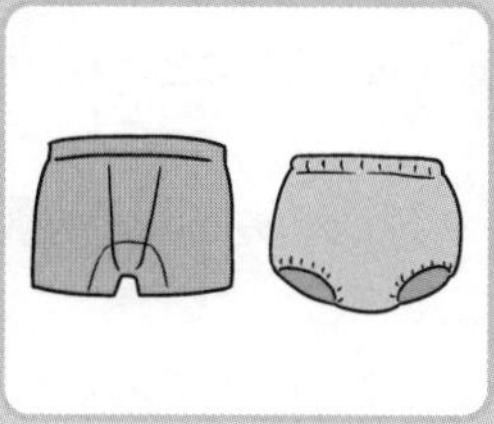

おねしょ用パンツ

おねしょ用ズボン

Column

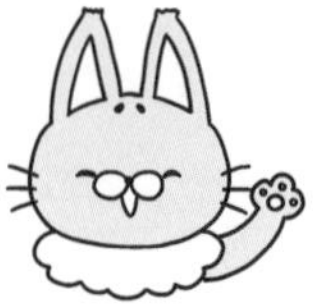

おねしょする子は長男が多いって本当!?

「おねしょは女の子より男の子のほうが多い」というのは研究でわかっていますが、私の肌感覚として「長男に多い」ような気がずっとしていました。

そこで、本書を執筆するにあたって、私がこれまで診た患者さんのデータからおねしょの長男率を調べてみました。

さすがに全員は調べきれないので、最近の患者さん50人を分母として調査。「長男」とは一般的に「第一番目の男子」を指すので、男兄弟でなく姉や妹がいるタイプの長男も含めると、「長男」25人、「次男」7人、「長女」3人、「次女」4人と、やはり長男が最も多いことがわかりました。その率、なんと50%を占めます。

また、一人っ子の男の子も正確には「長男」ですので、その人数も含めると合計32人にもなり、割合は64%に。

長男がおねしょをしやすい理由ははっきりしません。ただし、おもしろいことに同じ長子でも「長女」は実は一番おねしょ率が低いことも今回明らかになりました。きょうだい構成によるおねしょ率の違い、まだまだ研究の余地がありそうです。

おねしょの率

これまでに受診した患者さんのデータより

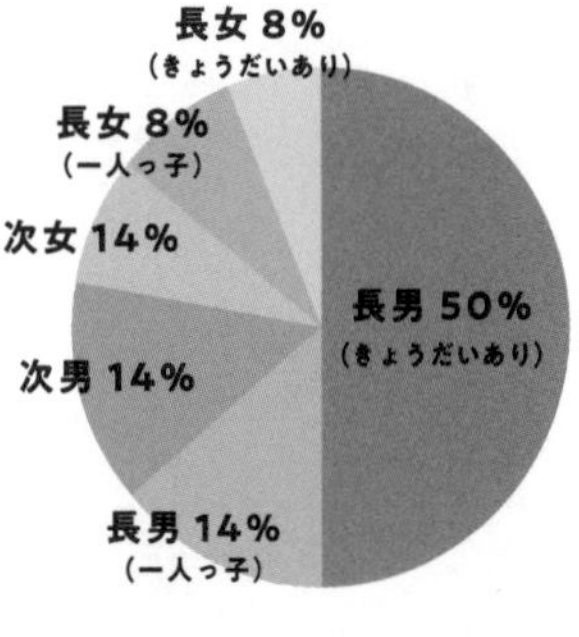

第4章

スヤスヤ

ぐっすり！

よく眠ろう！

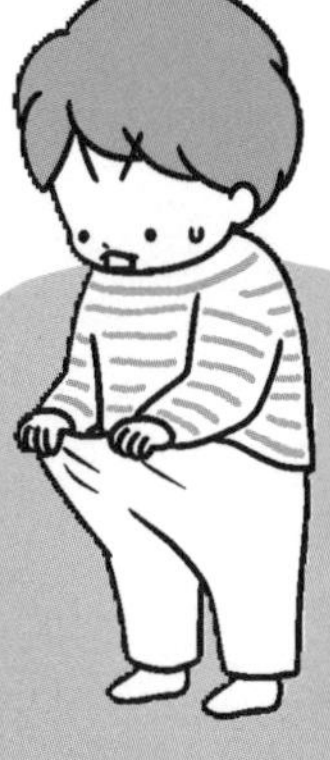

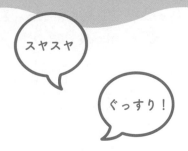

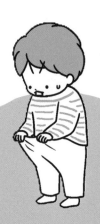

睡眠リズムを整えよう

子どもの睡眠時間がどんどん短くなっていると言われていますが、あなたのお子さんは毎日何時間寝ているでしょうか?

睡眠の長さや質は、おねしょに影響することがわかっています。

その理由は睡眠サイクルにあります。

眠りには「浅い眠り」と「深い眠り」があることは、ご存知の方も多いと思います。寝ている間、私たちはこの2つを交互に繰り返しています。

通常、入眠して最初に訪れる眠りが最も深く、「浅い眠り」を挟んで次に訪れる深い眠り」は最初のものより浅くなります。これを繰り返して徐々に眠り全体が浅くなっていき、最も眠りが浅くなった段階で目覚める、というのが自然な流れです。

ところで、ここまで何度か登場している「抗利尿ホルモン」を覚えていらっしゃるでしょうか？　おしっこを濃くし、その分量を減らしてくれるホルモンのことでしたね。

深い睡眠を十分にとると、このホルモンの分泌が促進されます。ところが睡眠時間が少ないと深い睡眠の時間が足りず、うまく分泌されないことがあるのです。

さらに、起きるべき時間になっても眠りが浅くならず、なかなか目が覚めません。明け方になってもぐっすり眠った状態なので、たまりにたまったおしっこに気づかず、そのままおねしょをしてしまうのです。

しっかり睡眠時間を確保したほうがよさそうだということが、ご理解いただけたと思います。では、時間はどれくらい確保するのが適切でしょうか。

塾や習い事もあり、夜更かししている子どもも多いようです。２０１５年のある調査によると、22時以降に寝る幼児の割合は25～35％だそう（鈴木みゆき『こどもと保健No.89』光文書院より）。

私の外来でも「6～7時間しか寝ていません」とおっしゃるケースがあります。さすがに、それは少なすぎるように思います。

最低でも8時間、できれば9時間から11時間くらいは寝てほしいと思います。となると、どんなに遅くとも20時か21時には寝なくてはなりません。

「うちは8時間寝ているので大丈夫です」とおっしゃる方もいらっしゃいますが、朝に子どもがなかなか起きてこなかったり、起こしてもなかなか起きられなかったりする場合は、睡眠が足りていない可能性があります。

必要な睡眠時間は人によって大きく差があり、中には12時間くらい寝る子もいます。試しに、お休みの日にお子さんが自分で起きてくる時間を確認してみましょう。それがその子にとってベストの睡眠時間です。

長時間の睡眠が必要な子は、その時間を確保するのに苦労するかもしれません。必ずしも厳守できなくても、なるべく長く寝られるように配慮してあげましょう。塾や部活動で忙しい小学校高学年や中高生も、最低でも8時間は寝るようにしてください。

なお、「時間」だけでなく「質」も大切です。

乳幼児・思春期の睡眠時間の国際比較

乳幼児（生後0カ月～36カ月）

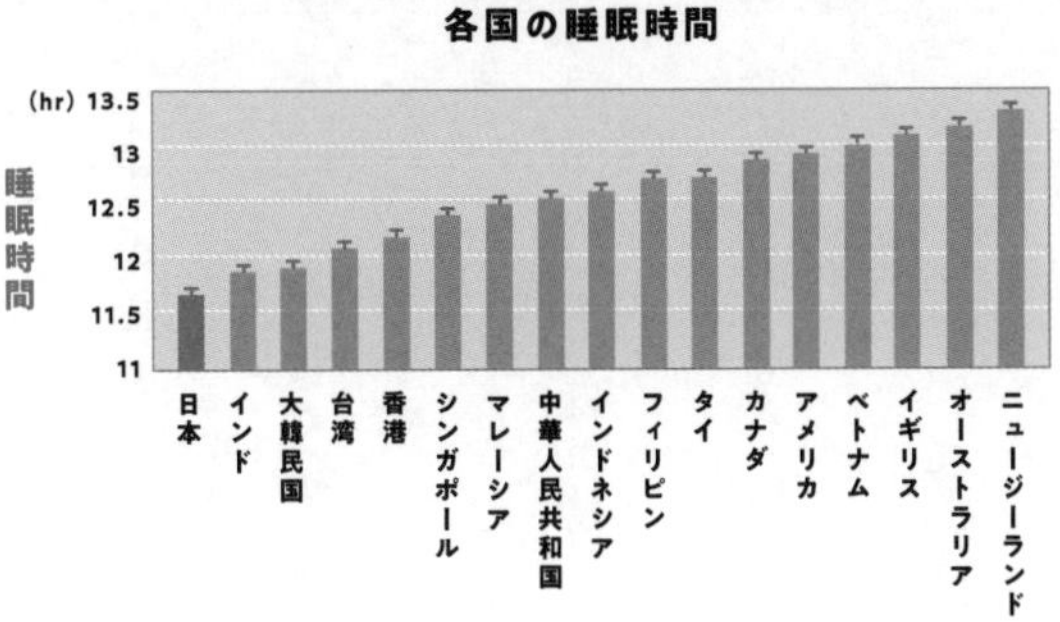

思春期（中学生）

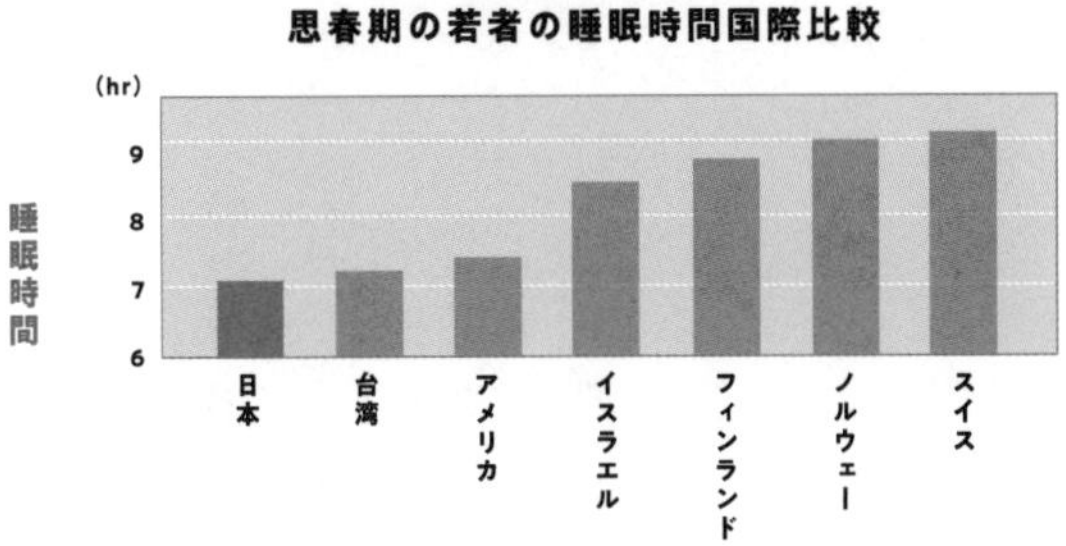

出典：福田一彦：睡眠学；じほう

乳幼児、思春期ともに、比較した国々の中で日本が最も睡眠時間が短い結果となっています。

それを実感したケースがあります。きょうだいが多く、寝室がにぎやかでよく寝られないという子の事例です。

祖父母の家に遊びに行った際、ひとりで寝たらおねしょをしなかったそうです。理由を尋ねると「よく寝られたから」と教えてくれました。

きょうだいがいてよく寝られていない様子があれば、寝る部屋を分けるなどしてみるとよさそうです。

また、ラベンダーの香りのアロマパッチを貼ったらよく寝られたとの声も聞きました。ラベンダーには気持ちを落ち着かせる効果があるからかもしれません。

睡眠の質を向上させるには、次ページの図のようなことを心がけるとよいと思います。

よく寝られればおねしょだけでなく日常生活にもよい影響がありそうです。よかったら参考にしてみてください。

なお、睡眠の質は体質によるところも大きく、努力や工夫してもなかなか改善できないこともあります。焦らず、気長に取り組んでくださいね。

眠りをよくするための工夫

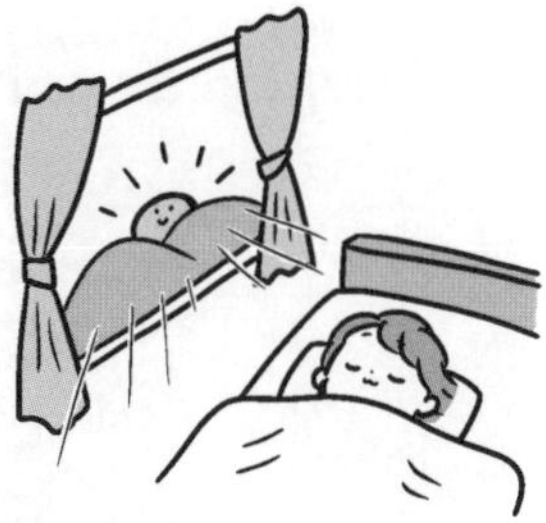

早朝に朝陽を浴びられるよう、カーテンを開けて寝るか、早朝にカーテンを開ける。

午後はカフェインを含む緑茶、紅茶、コーヒーなどを飲ませない。

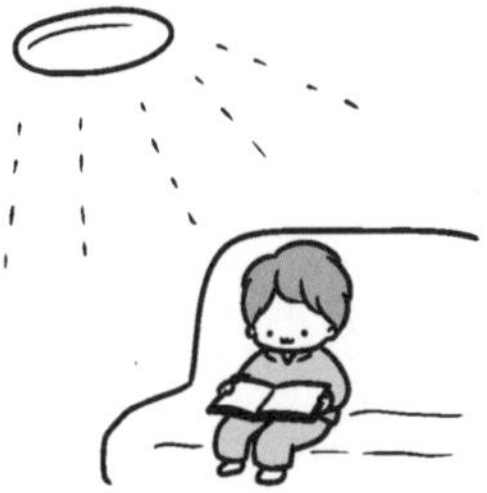

夜は照明の光を弱めにする（蛍光色よりオレンジ色の光がおすすめ）。

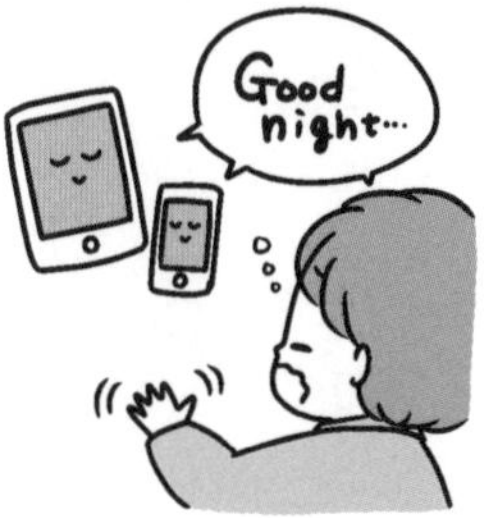

寝る前はタブレットやスマートフォンを見せない（どうしても必要な場合はブルーライトをカットするシートを貼ったりナイトモード設定をしたりする）。

トイレには何度でも行こう

お子さんは1日のうち何回、トイレに行っているでしょうか?

帰宅してから寝るまでの間に1回しかトイレに行かない子もいるようですが、これでは体内の余分な水分を寝るまでに出しきることができません。

トイレは何回行ってもいいのです。

おしっこを出して膀胱が空っぽになれば、また新たにおしっこが作られます。

帰宅して1回、夕食をとってお風呂に入る前に1回、そして寝るまでの間に1~2回。特に寝る直前は必ず行きましょう。

夕方から寝るまでにかけては、最低でもこれくらい頻繁に行っておくことが大事です。

「そんなにしょっちゅう行っていたら、膀胱がおしっこをためる力がつかないのでは……？」

と思われる方がいらっしゃるかもしれませんね。

おしっこをためる練習をする「排尿抑制訓練」という治療方法も確かに存在します。

膀胱は伸びたり縮んだりする、いわばゴムのような臓器。大きく伸ばす訓練をして膀胱容量を増やすのは間違いではありません。

もしお子さんが最大膀胱容量の少ないタイプであれば（103ページで確認しましたね）、おしっこを我慢する練習をしてみてもいいかもしれません。

ただし、その練習は帰宅してからすぐの1回のみ。

帰宅してから次のトイレに行くまでに、なるべく時間をあけるのです。我慢できるだけ我慢して排尿してください。

その後は何度でもトイレに行きましょう。就寝の時間までに体内の余分な水分を出しきるためです。

そもそもおしっこを我慢することは、あまり身体によくありません。おしっこを我慢しすぎて病気になってしまう子もいます。

おしっこの我慢訓練をするとしたら、膀胱容量が非常に少ない子だけ。訓練をするにしても1日1回までにとどめておきましょう。

あまり無理をしないでくださいね。

定期的にトイレに行く習慣をつけよう

おもらしをする子への対策についてお話ししましょう！

当たり前といえば当たり前ですが、定期的にトイレに行くようにすれば失敗の確率を下げられます。そこで、尿意を感じる／感じない／強い／弱いにかかわらず、**「定時排尿」を試してみましょう。**

定時排尿とは決まった時間にトイレに行くこと。

そうは言っても、それができないからおもらしをしている子もきっといますよね。

まずは先ほど紹介したパッドを着用し、下着や衣服の後始末の苦労を少しでも減らしてください。量がとても多い子は、本人が嫌がらなければ、ビッグサイズのおむつでもいいでしょう。

そして、「ついトイレにいく時間を忘れてしまう」のを防ぐため、定時排尿トレーニング用の腕時計を使うのがおすすめです。

見た目は普通の腕時計と変わりません。

アラーム時間を自分で設定でき、その時刻になるとブルブルと震えて教えてくれます。私がいつも外来ですすめているのは「ウォブル」（株式会社MDK）という製品です。

ご家族が「トイレに行きなさい」と言っても聞かなかったのに、この時計を使うと喜んでトイレに行くようになった子もいます。

家族に言われるより機械に言われたほうが素直に受け入れられるなんて不思議です。子どもって面白いですよね。

その子は7歳くらいの男の子でした。定時排尿を続けるうち、自分でもトイレに行くべきタイミングを理解したようで、いつのまにかおもらしを卒業していました。

学校によっては腕時計禁止のところもあるかもしれません。事情を話しても着用を認めてくれない場合は、紐をつけて首からぶら下げれば外からは見えません。

学校の時間割に合わせ、休み時間にアラームが作動するように設定してあげてください。

お子さんのおもらしに悩む保護者の方にあらかじめ心に留めておいてほしいのですが、おもらしを卒業するのにはある程度の時間がかかります。

外来で診ている限り、おねしょよりおもらしのほうが長引く傾向があると感じます。

というのも、尿意が弱かったりわからなかったりする子にとって、定期的にトイレに行くことはなかなか難しいことなのです。低学年で、周りの目を気にする自意識が芽生えていない子にとってはなおさらです。

おもらしの治療は焦らず気長に進めていきましょう。

大丈夫、いつか必ずトイレに行くようになります。トイレに行かないという大人に会ったことはありませんから、安心してください。

ちなみに、身体が冷えると膀胱が収縮しやすく、過活動膀胱（膀胱が勝手に収縮しておしっこが出てしまう）になりやすい傾向があります。

冬の寒い時期は背中にカイロを貼ったり下着を重ねたりして、お腹と腰を温めてあげてください。

腹巻き（ボディウォーマー）も、おしゃれで可愛いものがたくさんあります。男の子は暑がりの子も多いので無理をさせる必要はありませんが、寒がりの子にはぜひ身につけてもらってください。おもらしに「冷え」は大敵です。

アラーム腕時計「ウォブル」

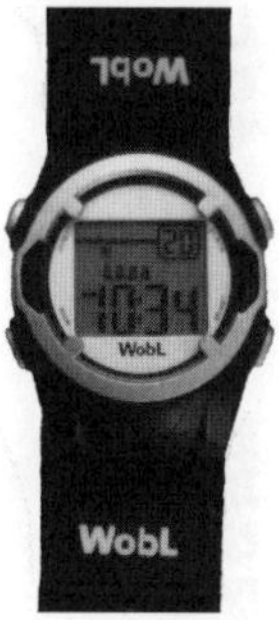

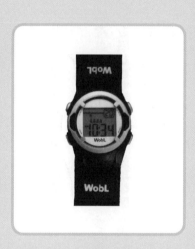

**昼間尿失禁の昼間の定時排尿トレーニングができます。
トイレに行く時刻をあらかじめセットしておいて、
アラーム（バイブレーターや音）でお知らせします。**
「株式会社 MDK」

おねしょサイクルを断ち切ろう

「おねしょ・おもらしをしなかった」という経験をすると、コツをつかんで何度も繰り返すことで、成功体験が蓄積されていきます。

一方で、一度おねしょをすると次の日も、また次の日も……と連続しやすい傾向があるとも感じます。つまり、成功体験も失敗体験も「続きやすい」のです。

ということは、「おうちトレーニングが功を奏して頻度が減っていたのに、あるとき急に復活してしまい、以来、続いてしまっている」というケースも発生するかもしれないということです。

これを断ち切るには、一度おねしょが起きた時点で早めに原因を特定し、改善するようにしましょう。

原因を見つけるには、次のような点を振り返ってみてください。

●寝る直前にトイレに行った？
●寝る前に水分をとりすぎなかった？
●夕食で塩分や水分の多いものをとらなかった？
●睡眠時間は十分だった？　よく寝られた？

「これかな」と思う原因に気づいたら、「どうしてそうなったのか」も考えてみましょう。

具体的な例を挙げて説明しますね。

「寝る直前にトイレに行っていなかった」と気づいたとしましょう。この場合は、「じゃあ、寝る直前に何をしていたんだっけ？」と考えてみるのです。トイレに向かう途中できょうだいの遊びに気を取られ、一緒に遊び始めてしまったのかもしれません。本を読んでもらっているうちに寝てしまい、そのままベッドに運んでもらったのかもしれません。

そこまで気づいたら、

「寝る前にトイレに行ったか必ず確認するようにしよう」

「読み聞かせの前にトイレに行かせよう」

といった、具体的な対策を考えられます。

次の日からその対策に沿って行動すれば、おねしょサイクルを早いうちに断ち切れます！


おねしょの頻度が減ってきたら、このような〝ケアレスミス〟を丁寧につぶすことを意識してみましょう。

朝まで下着が濡れない日がどんどん増えてきて、いつのまにかおねしょを卒業しているかもしれませんよ！

寝る前は必ずトイレに行こうね！

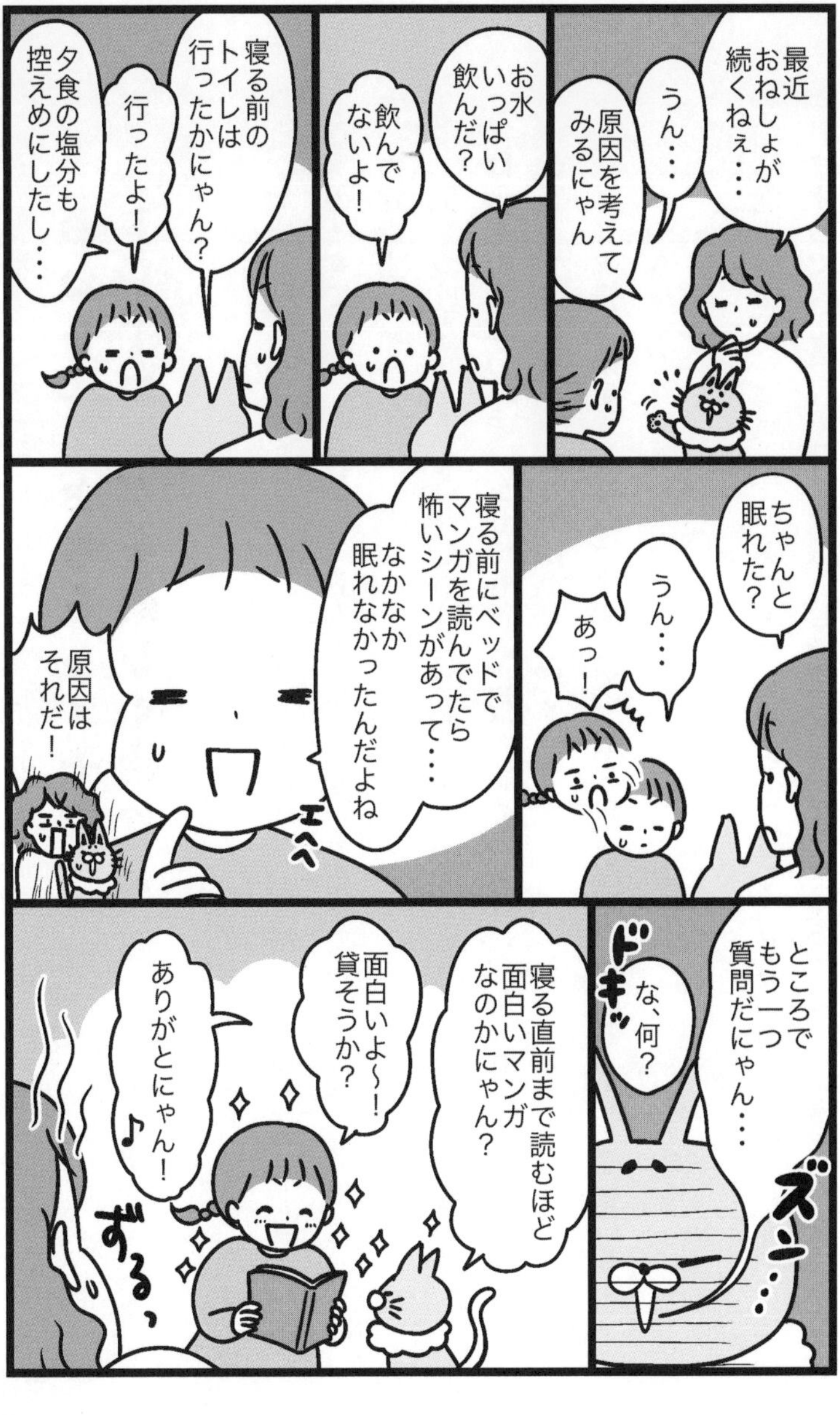

おねしょ・おもらしメモでトレーニングを楽しく続ける

水分と塩分のコントロール、睡眠、トイレ習慣。これらがおうちトレーニングの基本であり、おねしょ・おもらしをしているすべての子に実践してほしい内容です。

気をつけたり工夫したりしなければならない点がたくさんあり、保護者の方は大変だと思います。少しでもラクに取り組めるように、140ページの「おねしょ・おもらしメモ」を使ってください。

毎日の様子を記録しておけますので、取り組み忘れを防げるうえ、変化にも気がつきやすくなります。

巻末ページにフォーマットをダウンロードできるQRコード®を記載していますので、出力して日付を記入して使ってください。

その他の欄は「ウォブル（定時排尿トレーニング用腕時計）が鳴ったらトイレに行く」などオリジナルの内容を設定できるようになっています。

このメモに色を塗ったりシールを貼ったりと、好みの感じにデコレーションすると楽しく取り組めそうです。

満点を取ることを励みに毎日がんばれるよう、見守ってあげましょう。

なお、「おねしょ・おもらしメモ」は、1カ月後の変化を確認するのにも使います。

第6章でお伝えしますので、少し面倒とは思いますが、**毎日記録してくださいね。**

外来を受診することになったときにも、治療に役立つ資料になりますよ。

※ダウンロードして使えます。詳しくは巻末へ

❹	❺	❻	❼
8月4日（水）	8月5日（木）	8月6日（金）	8月7日（土）
あり なし	あり なし	あり なし	あり なし
しみる程度 軽く濡れる かなりぐっしょり	しみる程度 軽く濡れる かなりぐっしょり	しみる程度 軽く濡れる かなりぐっしょり	しみる程度 軽く濡れる かなりぐっしょり
ほぼ出ない そこそこ かなりたくさん	ほぼ出ない そこそこ かなりたくさん	ほぼ出ない そこそこ かなりたくさん	ほぼ出ない そこそこ かなりたくさん
あり なし	あり なし	あり なし	あり なし
できた できなかった	できた できなかった	できた できなかった	できた できなかった
できた できなかった	できた できなかった	できた できなかった	できた できなかった
あり なし	あり なし	あり なし	あり なし
できた できなかった	できた できなかった	できた できなかった	できた できなかった
22：00	21：00	22：00	22：00
0 回	1 回	1 回	0 回
夜、ゲームをした	塾	サッカーをした	

おねしょ・おもらしメモ（記入例）

	❶	❷	❸
	8月1日（日）	8月2日（月）	8月3日（火）
おねしょの有無	あり なし	あり なし	あり なし
おねしょの程度	しみる程度 軽く濡れる かなりぐっしょり	しみる程度 軽く濡れる かなりぐっしょり	しみる程度 軽く濡れる かなりぐっしょり
朝一番のおしっこの様子	ほぼ出ない そこそこ かなりたくさん	ほぼ出ない そこそこ かなりたくさん	ほぼ出ない そこそこ かなりたくさん
うんちの有無	あり なし	あり なし	あり なし
水分の調節	できた できなかった	できた できなかった	できた できなかった
食事の工夫	できた できなかった	できた できなかった	できた できなかった
夕食から就寝まで2～3時間あいているか	あり なし	あり なし	あり なし
就寝前のおしっこの有無	できた できなかった	できた できなかった	できた できなかった
就寝時間	21：00	21：30	21：30
おもらしの回数	0 回	0 回	0 回
その他	テーマパークに行った		塾

食事の工夫に

食べ方の工夫をしたかを記録します。

夕食から就寝までの時間

2～ 3時間あけたかを記録します。

就寝前のおしっこの有無

できたかできなかったか記録します。

就寝時間

何時に寝たかを記録します。

おもらしの回数

おもらしのある子は回数を記録します。

「おねしょ・おもらしメモ」の記入の仕方

おねしょの有無

しなかった場合は、丸をつけたり、シールを貼ったりしましょう。した場合は次の項目でおねしょの程度も記録します。

おねしょの程度

濡れ具合を３段階から選びます。おむつやパッドをしている場合はその濡れ具合も３段階から選びます。

朝一番のおしっこの様子

目視で確認し、３段階から選びます。

うんちの有無

その日、うんちをしたかどうかを記録します。

水分の調節

1日の水分摂取量の目安を守れたかどうか記録します。

Column

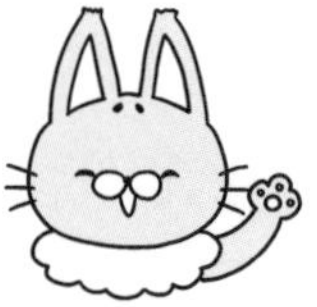

スイカが原因で
おねしょをするの!?

夏はおねしょ・おもらしが改善しやすい季節です。

暑いので汗として体内の水分と塩分が外に出て行きやすく、おしっこが作られにくいからです。しかも気温が高く身体が冷えにくく、膀胱が勝手に収縮することも冬よりは少ない。おうちトレーニングを始めるのにも最適な時期です。

ところが、真夏にもかかわらず、おねしょ・おもらしが悪化する子がたまにいます。

「お茶を飲みすぎたのかな？」

「寝る前にトイレに行けたかな？」

「お味噌汁を飲みすぎなかった？」

などの質問を重ねていくと、「あっ、そういえばスイカを食べた！」。そう、夏といえばスイカの季節ですね。

おねしょ・おもらし歴の長い子は「水分をとりすぎるとおねしょをしやすい」と知っているので、果物のとり方に気をつけることができます。果物はほとんどがそうですが、スイカも大部分が水分からできています。おいしいからといってバクバク食べすぎると、膀胱はパンク状態に。でもトレーニング初心者の子はスイカがおねしょの原因になるなんて思ってもみないというわけです。

また、スイカに「塩」をかけて食べるおうちの場合、水分だけでなく塩分までとりすぎてしまいやすく、ますますおねしょ・おもらしをする可能性が高まります……！

ほかにも夏に要注意の食べ物といえば、かき氷や、かき氷タイプのアイスなどがあります。暑いので冷たくて水分の多いものが恋しい季節ではありますが、「スイカとかき氷には要注意！」を合言葉に、夏のおねしょ・おもらしを乗り切ってくださいね。

第5章

トレーニングが楽しくなる

声かけのコツ

「心」とおねしょ・おもらしの関係

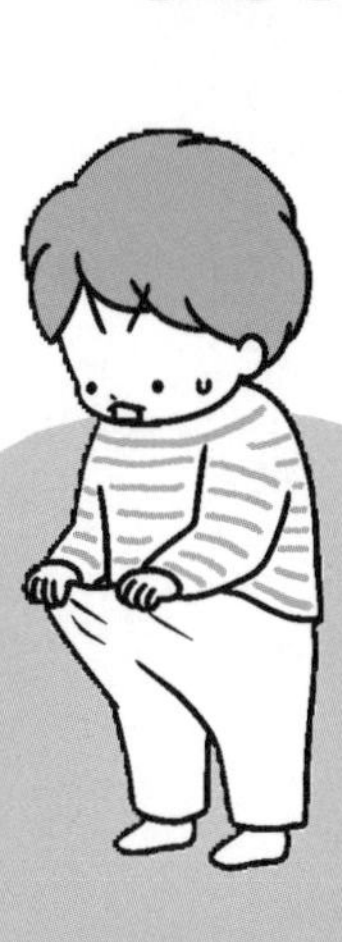

おねしょ・おもらしと心の関係

いつも面白いなと思っているのですが、数カ月に1回の受診の前夜に限ってなぜか、おねしょをする子が多くいます。

不思議ですよね。

「明日はおねしょの診察だ」と意識するだけでおねしょをしてしまうのは、**メンタル面がおねしょに影響する証拠ではないでしょうか。**

普段おねしょをしない子に対して「そんなにお茶を飲むとおねしょしちゃうよ」と何気なくお母さんが声をかけただけで、珍しく少しもらしてしまったという話も聞きました。

ということは、周りが「おねしょ、おねしょ」と言っていると、ますますおねしょをしてしまう可能性が高まるということです……！

おねしょ・おもらしは気になる問題ですが、あまり口うるさく言わないほうが案外早く治ることもあるかもしれません。

特に寝る前は、なるべく子どもに心理的なプレッシャーを与えないほうがいいと思います。心の状態が睡眠の質に影響するからです。


同じように、おもらしも心理的な負担によって悪化する傾向があります。

心理的な負担とは、たとえば、友だちと喧嘩《けんか》したり怖い先生がいたりといったこと。他にも発表会や運動会などを控えて緊張したり、ご家族と喧嘩したりといったパターンもあります。

心理面で過度に負担がかかると、自律神経が乱れやすくなります。自分の意思とは別の部分で働く自律神経の作用により、膀胱が勝手に収縮してしまい（過活動膀胱）、おもらしをしてしまうこともあります。

子どもの心はナイーブ。

「そんなことでおねしょ・おもらしをしてしまうの？」、そう言いたくなるかもしれませんが、そもそも子どもの心身は発達途中です。

心と自律神経は密接にかかわっていますので、無理もありません。

おうちトレーニングの初期段階で心の面にまで配慮することは難しいかもしれませんが、心理面が実は一番の原因だったケースも実際に存在します。

水分や塩分、トイレや睡眠の習慣に気をつけてもおねしょ・おもらしがよくならない……。

そんなときは心の面に目を向けてみると、打開策を見つけられることがあるかもしれません。

こんな対応は…○

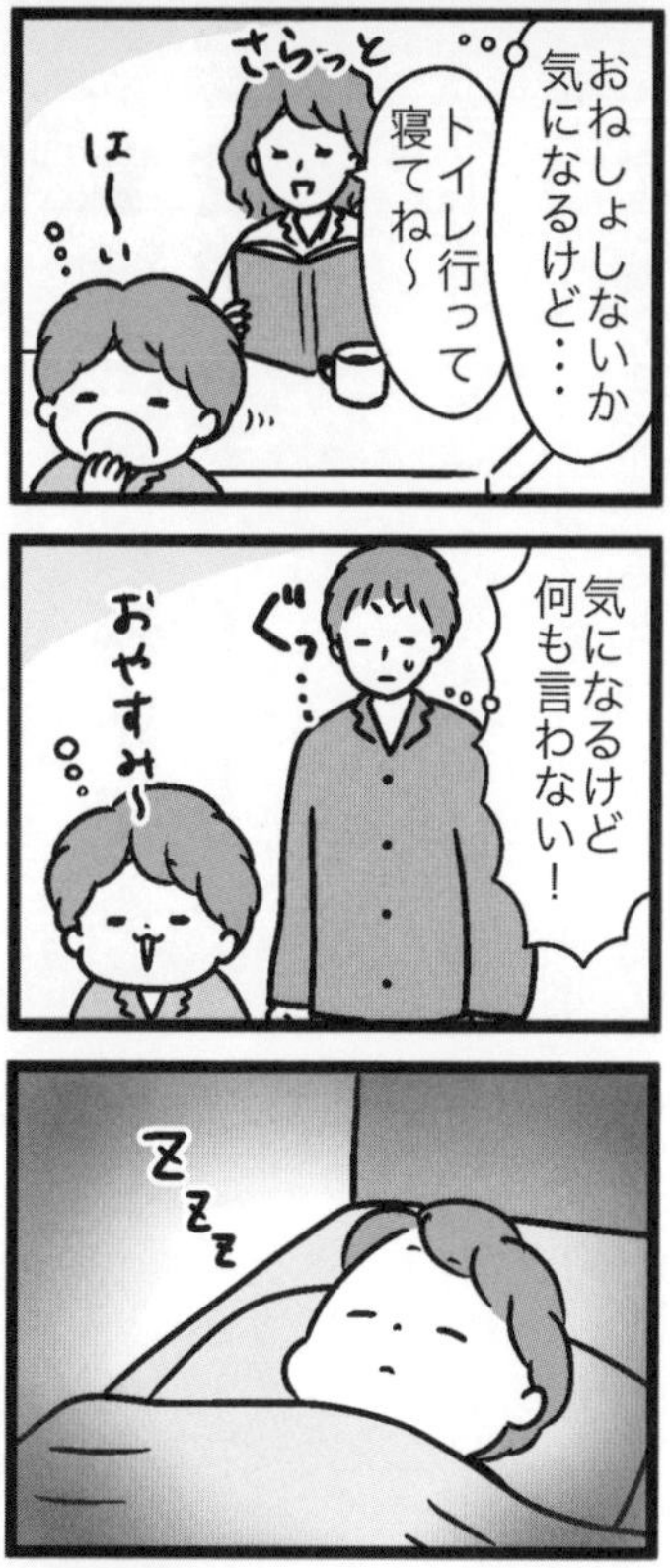
おねしょしないか気になるけど…
トイレ行って寝てね～
さらっと
はーい
気になるけど何も言わない！
ぐっ…
おやすみ～
zzz
おねしょしなかった！
やったね！

こんな対応は…✕

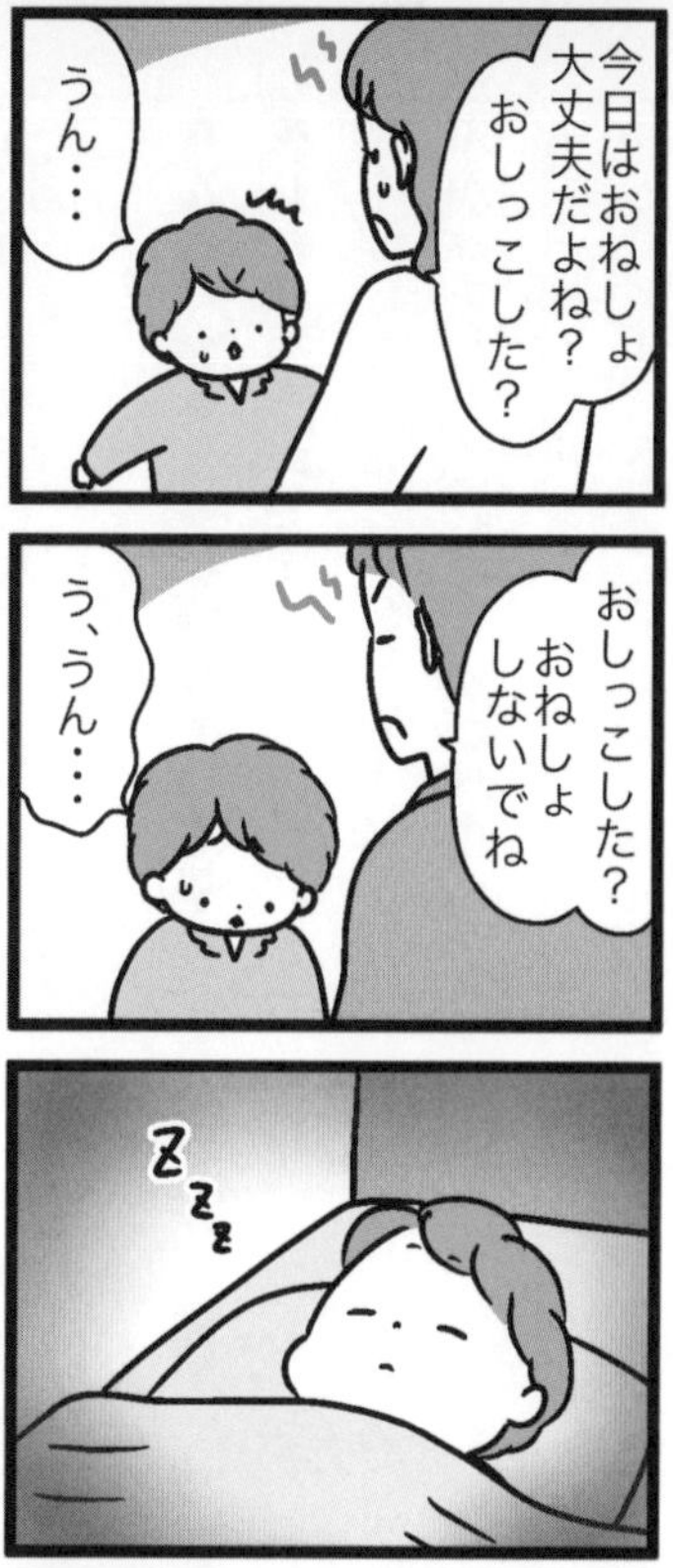
今日はおねしょ大丈夫だよね？おしっこした？
うん…
おしっこした？おねしょしないでね
う、うん…
zzz
おねしょしちゃった…
え～～っ!?
あんなに確認したのに!?

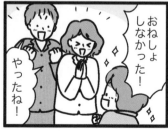

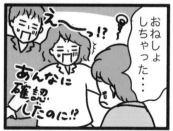

学校生活に適応するのに苦労している子もいる

第1章の「おもらしをする子は時間に追われる生活が苦手」の頃で、学校生活についていくのが大変な子もいるとお話ししました。

これを改めて強く実感したのは、2020年の新型コロナウイルスの流行による休園・休校でした。

なんと、おもらしに悩んでいる子のほとんどが、休園・休校期間中はおもらしをしなかったのです。

話を聞いてみると、好きなタイミングでトイレに行けることや、保護者の方が声かけをしてくれたことが理由のようです。

もちろんお仕事をしている保護者の方は、大変な期間だったと思います。とは言え、平日の昼間に子どもと一緒に過ごし、子どものトイレ事情に目を配ってあげられたことが、どうやら吉と出たようです。

「行きたいときにトイレに行ければ、おもらししないのですね……」

そうおっしゃっていた保護者の方の穏やかな表情と、子どものにっこり笑顔がとても印象的でした。

さらに、「学校、お休みになっちゃったね。早く行きたい？」と子どもたちに質問したところ、半分以上の子どもが首を横に振ったのには驚きました。

遠慮して本音を言わない子もいるはずです。それでも半分以上ということは、実際はもっと多くの子どもが「学校に行きたくない」のだと想像できます。

学校に行きたくない理由は子どもそれぞれです。

中には大きな問題を抱えているのに、それを保護者に言わない子もいます。

私がカマをかけて、「いじめられているんじゃないの？」と聞くと、小さく頷《うなず》いた子を何人も見てきました。

「早く言ってくれればいいのに！」と大人は思うでしょう。

しかし、子どもは大人に心配をかけたくないのです。つらい思いを小さな胸にしまい込み、ひとりで我慢している子はたくさんいます。

いじめとまではいかずとも、周囲にからかわれたり強く何かを言われたりすることにストレスを感じている子もいます。

「もしかしたら学校で何かストレスをためているのかもしれない」と感じることがあったら、まずは担任の先生に相談してみましょう。

「元気がないように感じるのですが、学校ではどうですか?」

そう聞いてみるだけで十分です。


「何かあるのかもしれない」との前提で観察してもらうと、思いもよらなかった原因が見つかることがあります。

先生に相談したことをきっかけにいじめが発覚し、解決するとあっさりおもらしが治った例も実際にありました。少し時間はかかりましたが、クラス替えや進級を機に、人間関係が変わって治った子もいました。


ただし、元気がないだけでなく、頭痛、腹痛、気持ちが悪いなどの症状が出てしまっているときは、身体の不調の陰に別の病気が隠れている可能性もあります。

小児科を受診し、検査をしてもらってくださいね。

急に始まったり再発しても焦らないで

ある程度大きくなってから、ある日突然おねしょが始まることもあります。小さな頃から続いているおねしょを「一次性夜尿《いちじせいやにょう》」、突然始まったのを「二次性夜尿《にじせいやにょう》」といいます。

二次性夜尿には、精神的な負担や問題が背景にあることが多いです。引越しや親の離婚、いじめなどがわかりやすい例です。

最近、お父さんと別居することになって急におねしょをするようになったという5歳の子を診察しました。まさにこれが二次性夜尿です。

心理的なものが原因と聞くと、治すのが難しそうだと感じる方もいるかもしれません。ケースにもよりますが、大丈夫！二次性夜尿も必ず治ります。

実は一次性夜尿も二次性夜尿も治療方法は一緒なのです。

おねしょ・おもらしが起こる身体のメカニズムは、基本的に同じ。「おしっこをためて出す」という原則が崩れてしまうために起こる症状でしたね。

二次性夜尿の場合、この原則が崩れる原因が「精神的な負担」であることが多く、ショックを受けて自律神経が乱れたり、排尿の仕組みの一部が狂ったりするわけです。

そこで、再び排尿の仕組みが整うように生活習慣の改善を行います。

水分と塩分の制限をしたりトイレと睡眠の習慣を見直したりと、ここまでお伝えしてきたことと一緒です。


突然始まった夜尿の原因が精神的なものだと知ると、責任を感じてしまう保護者の方もいらっしゃると思います。お気持ちはわかりますが、自分を責めないでください。そもそも子どもは心身ともに発達の途中ですから、ちょっとしたきっかけでおねしょ・おもらしをするのは珍しくないのです。

生活習慣の改善に一から取り組むことで必ずよくなりますから、安心してくださいね。1つだけ補足するなら、稀にではありますが、二次性夜尿が起こる原因が別の病気という可能性もあります。

ですので、おうちトレーニングを実践すると同時に、小児科を受診して検査を受けるのも忘れないでください。

また、精神的なものではなく〝寒さ〟が原因でおねしょ・おもらしが再発することもあります。すでにお伝えしたように、寒さで膀胱が収縮しやすくなるのが原因と考えられます。

腹巻き（ボディウォーマー）を着用し、お腹と腰回りを冷やさないようにしましょう。睡眠中も湯たんぽや電気毛布、着られるお布団「スリーパー」などを活用しましょう。

ただし、寝る際は貼るカイロを使うのは絶対にやめてくださいね。

熱く感じなくても皮膚の深部がダメージを受けてしまう「低温やけど」のおそれがあるからです。

冷え対策をしてもよくならない場合は、二次性夜尿のケースと同様におうちトレーニングを一からやり直してみましょう。

大丈夫です。一度治っていたのですから、すぐに身体はコツを思い出してくれますよ。

怒らずに小さな進歩を喜んであげる

おねしょやおもらしは、自尊心の欠如につながりやすいと言われています。**自信のない性格になったり引っ込み思案になったりしないため、大切なことは、周囲の大人が怒らないことです。**

おねしょやおもらしは、いつか必ず治ります。でも大人に強く叱られたりプライドを傷つけられたりすると、人としての自信をどんどん失ってしまいます。

おねしょやおもらしをするのには、さまざまな原因があることは、すでにご理解いただいていると思います。おもらしの場合、尿意がわからない子もいるとお伝えしました。

子どもたちはみんな、おねしょやおもらしをしたくてしているわけではないのです。自分でもどうしようもないこと・わからないことに対して大人が怒っても意味はありません。

でも、大人の立場から言わせてもらえば、おねしょ・おもらしの後始末は面倒で大変ですよね。だからこそ第3章でご紹介したような便利グッズを積極的に使い、保護者の負担を減らしましょう。

もちろん、叱ることが必要なときもあります。

「◯時にトイレに行く」「寝る前にトイレに行く」など、一緒に決めたルールを本人の勝手で守らなかった場合などです。

それ以外はなるべく怒らず、できれば前向きに楽しく取り組んでほしいというのが私の願いです。**一見、あまり変化がないようでも、実は少しずつ進歩しているかもしれませんよ。**

イライラをなるべく減らすためにも、「小さな進歩」を見つけてみましょう。

第4章で紹介した「おねしょ・おもらしメモ」に記入した内容を読み解くと、ちょっとした変化を見つけられると思います。

たとえば、おねしょの「程度」はどうでしょうか。毎日おねしょをするのが変わらなかったとしても、少しでも量が減っていれば大きな変化です。

なぜなら、おねしょの量の多い子は、一晩で2回漏らしていることがあります。量が減っているということは、実は回数が1回に減っているのかもしれません。また、おねしょの量が減ると同時に朝一番のおしっこの勢いが増していたら、膀胱にためる力がついてきた可能性があります。

こういった小さな進歩を見つけ、一緒に喜ぶのです。子どもは保護者の笑顔が大好きです。保護者が喜んでくれると嬉しくて、もっとがんばろうというやる気につながります。

進歩の度合を視覚的に見せてあげることも子どものモチベーションを引き出すのに効果的です。

159ページの図を見てください。おねしょをしなくなる道のりを説明したものです。外来でも子ども本人に見せて「今、3番目まで来たね」などと話をしています。

おねしょをしなくなるのには、いくつもの段階があります。それぞれに「コツ」のようなものがあり、すべてのコツをマスターすることでやっと卒業できるのです。

私はゴールが2つあると思っています。次ページで示しているように、ゴールは、まず途中で起きることなく漏らさずに朝を迎えることです。もう1つは途中で尿意を感じて起きて排尿し、再び寝て朝を迎えることです。なぜなら、周囲の大人で調べたところ、約3割が起きない派、約7割が起きる派でした。おねしょをしない大人の7割が、夜中に起きてトイレに行くということは、子どももそうであって然りです。

おねしょしそうになると、161ページの絵のように、**水に関連する夢を見ることがあります。もっと直接的にトイレの夢を見る場合もあります。起きてトイレに行きましょうというお知らせだと思うのです。**

具体的な例を挙げましょう。

外来に通うようになって6~7年は経つ、中学2年生の男の子がいました。毎晩のようにおねしょをしていて、そのために部活動の合宿参加もあきらめた

おねしょをしなくなる道のり

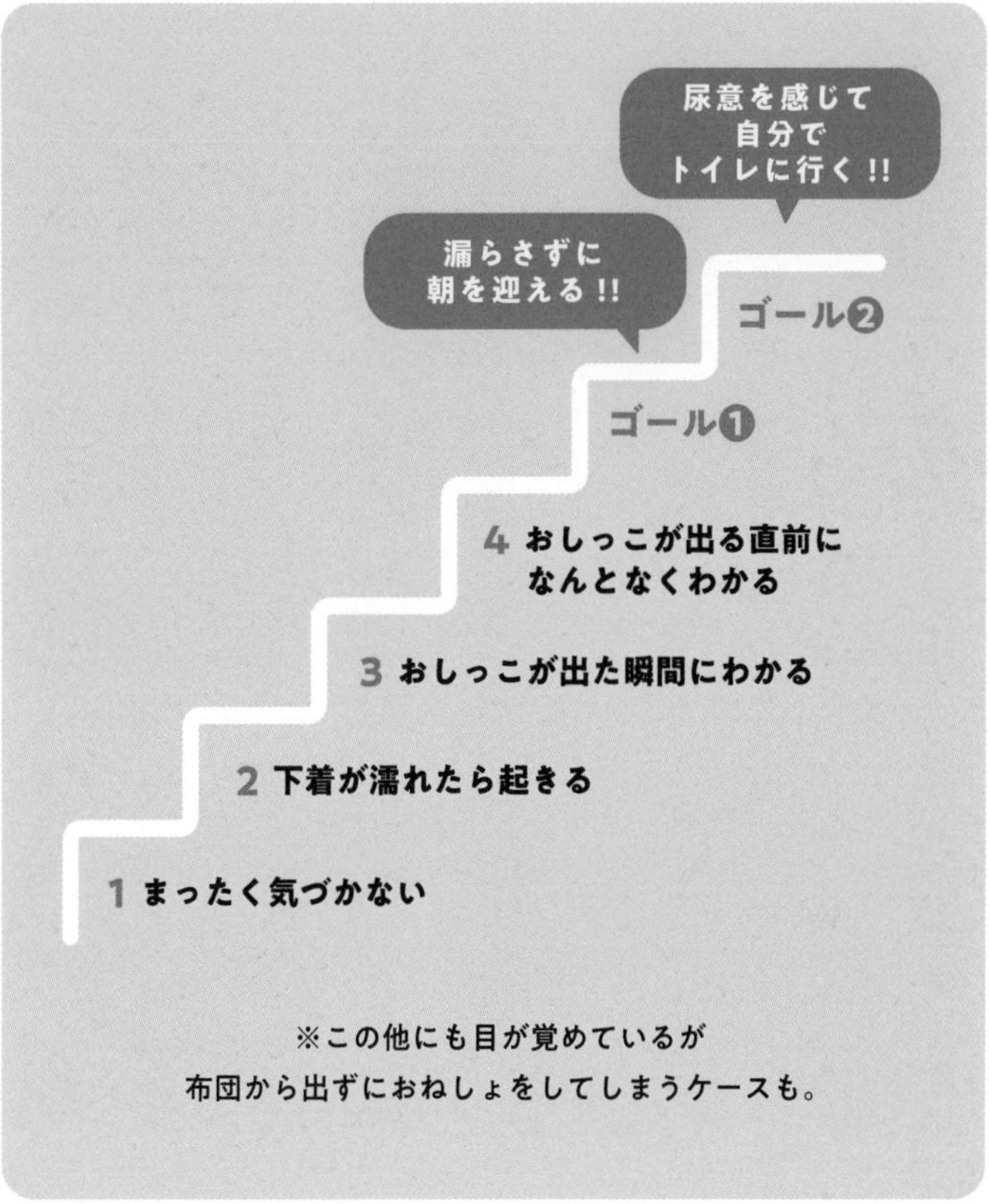
尿意を感じて
自分で
トイレに行く!!
漏らさずに
朝を迎える!!
ゴール❷
ゴール❶
4 おしっこが出る直前に
なんとなくわかる
3 おしっこが出た瞬間にわかる
2 下着が濡れたら起きる
1 まったく気づかない

※この他にも目が覚めているが
布団から出ずにおねしょをしてしまうケースも。

ほど。

お母さんもなかばあきらめて治療を投げ出そうとしていました。ところがあるとき嘘のようにおねしょが治っていきました。するとその男の子が「俺、いけると思う」と言ったのです。

投薬の効果も出たのだとは思いますが、どうもおしっこが漏れそうになる感覚がつかめるようになったようです。夜中に自分で起きてトイレに行けるようになりました。

排尿のタイミングがわかってきた子は、顔つきが変わります。

自信がつくのです。何かのきっかけでコツをつかみ、一気に羽ばたくようなイメージです。

治っていく過程は人によって異なります。他にも似た事例はたくさんあります。どの子も卒業に向かって少しずつ進歩しているのです。「小さな進歩」を一緒に見つけながら、気長に伴走してあげてくださいね。

水をイメージさせる夢はトイレに行く合図

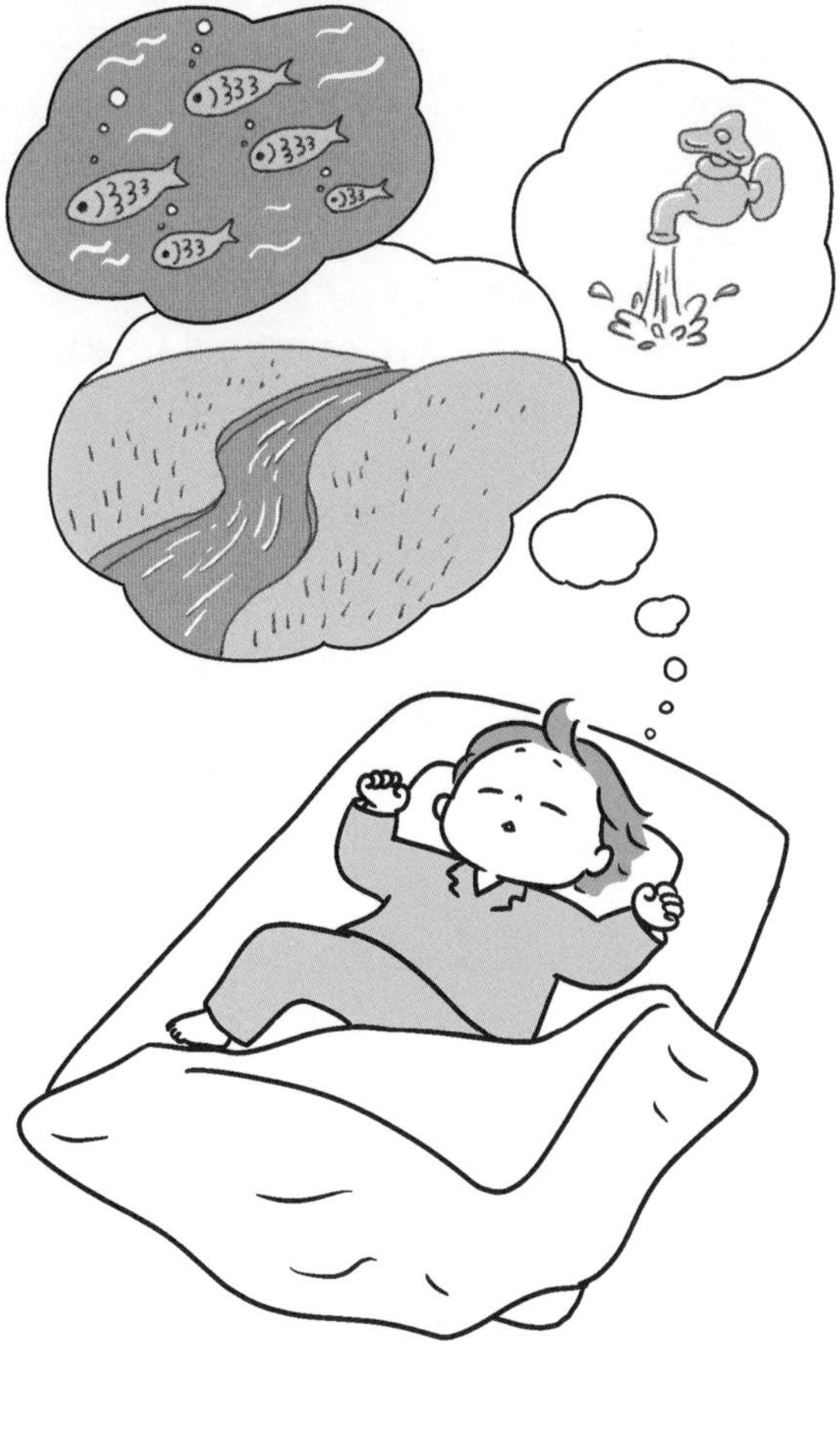

Column

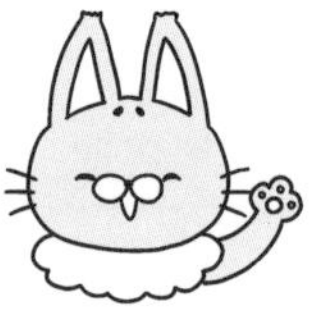

大人のおねしょ事情

少しずつでもおねしょ・おもらしがなくなると、ほとんどの人は自然と通院からフェードアウトしていきます。少し寂しい気もしますが「最近来なくなったということは、きっとよくなったのね」と思うようにしています。

ところが、成人男性の場合はちょっと勝手が違うようです。

というのも、子どもや成人女性は治るまできちんと通院する人がほとんどですが、なぜか成人男性の場合、治っていなくても通院をやめてしまう人が多いと言われているからです。

その理由ははっきりしませんが、おねしょ・おもらし治療に取り組む姿勢を見ている限り、取り組む意欲には幼い頃から男女差があるように感じることも少なくありません。

女性は「治らないと困る」と真剣に向き合う人が多いのに対し、男性は「まあいいや」とたぶんあきらめてしまうかもしれません。そんなわけで、実は成人男性の正確なおねしょ有病率は不明、というのが通説です。

実際、私のもとに通っている成人の患者さんも、今のところ女性だけです。といっても私は小児科医なので、成人で診ている方は数名のみ。通える範囲内に診てもらえる病院がなくて困っていたので引き受けたこともあります。

ある女性は、以前、別の病院に通っていたのですが薬を処方されるだけで生活指導などはなく「この年になっても治らないなら一生治らないよ」など冷たい言葉をかけられていたそうです。また、ある女性は、家族から「いつか治る」と言われ、大人になるまで受診せずにきたそうです。現在は投薬と並行して生活習慣の改善をすることでほぼ完治しています。

第6章

こわく
ないよ！

専門家に
相談してね

「おうちトレーニング」をしてそれでもダメだったら受診しよう！

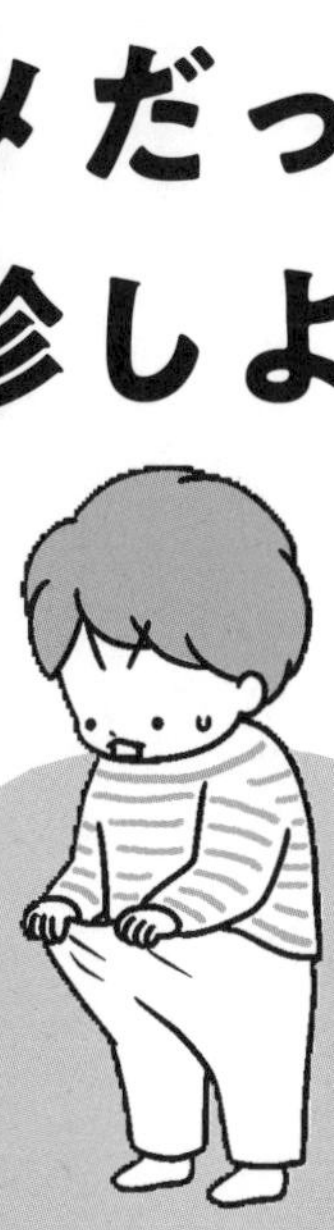

変化を確かめよう

おうちトレーニングを始めて1カ月経ったら、どれくらい変化したかを確かめてみましょう。

最初に3日間だけ調べた「今の状況を知るシート」（第3章）と、おうちトレーニング中に記録してきた「おねしょ・おもらしメモ」（第4章）を参考にします。

まず確認してほしいのは、「週に何回おねしょをしているか」です。おうちトレーニングを始める前に、あなたのお子さんは週に何回おねしょをしていたか思い出してみてください。

シンプルな指針として、おねしょの回数が「半分」になったら効果は十分に出ていると言えます。これくらい変化があれば、おうちトレーニングをしていてもかなり手応えを感じられているはずです！

その一方で、「週に3回していたのが2回になった」「毎日していたのが週4〜5回になった」などは、変化の割合が半分以下ですね。おそらく手応えも感じられていないと思います。

変化が小さいまま、おうちトレーニングを続けるのは精神的につらいと思いますので、一度受診して医師という心強い味方を得ることで気持ちがラクになるかもしれません。

おうちトレーニングに加え薬も併用することで、治りが後押しされることもあります。

このあたりの判断は、次ページの表とチェックリストを参考にしてください。第3章でも登場した表ですが、今回は「1カ月後にどのくらい変化するのが望ましいか」の目安を追記してあります。

最初に記入した「今の状況を知るシート」を見て、1カ月前、お子さんがどの段階にいたのかを思い出したうえで確認してくださいね。

1カ月後、改めて確認してみよう！

1カ月前はどこに該当しましたか？

		未就学児	小学校低学年	小学校中学年以上
おねしょに加え昼間におしっこやうんちを漏らす		1 おうちトレーニング 医療機関を受診	5 医療機関を受診	9 医療機関を受診
おねしょのみ	毎晩	2 おうちトレーニング	6 おうちトレーニング 医療機関を受診	10 医療機関を受診（おうちトレーニング）
	3回以上／週	3 おうちトレーニング	7 おうちトレーニング（夜尿の改善がなければ受診が望ましい）	11 おうちトレーニング 医療機関を受診
	2回以下／週	4 おうちで様子を見る	8 おうちトレーニング	12 おうちトレーニング 医療機関を受診

1カ月前に当てはまった番号で確認して、
下のリストをチェックをしてみてください！

1 に該当していた人

- □昼間におしっこやうんちを漏らすことがなくなった
- □おねしょが週2回以下になった
- □おねしょの量が半分になった

5 に該当していた人

- □昼間におしっこやうんちを漏らすことがなくなった
- □おねしょが週1回以下になった
- □おねしょの量が半分以下になった

9 に該当していた人

- □昼間におしっこやうんちを漏らすことがなくなった
- □おねしょをしなくなった

2 に該当していた人

- □おねしょが週2回以下になった
- □おねしょの量が半分になった

6 に該当していた人

- □おねしょが週1回以下になった
- □おねしょの量が半分以下になった

10 に該当していた人

- □おねしょをしなくなった

3 に該当していた人

- □おねしょが週2回以下になった
- □おねしょの量が半分以下になった

7 に該当していた人

- □おねしょが週1回以下になった
- □おねしょの量が半分以下になった

11 に該当していた人

- □おねしょをしなくなった

4 に該当していた人

- □1カ月前と比べて少しでも改善している、または現状維持

8 に該当していた人

- □おねしょが週1回以下になった
- □おねしょの量が半分以下になった

12 に該当していた人

- □おねしょをしなくなった

該当した番号にチェックが全部ついたら
医療機関を受診せず、様子を見るでOK！
逆にチェックが付かない場合は、医療機関を受診しましょう！

病院・診療所に行ったほうがいいのはこんな子

ここから先は、「受診したほうがよさそう」と判断した方に向けてお伝えしますね。

おうちトレーニングをする／しないにかかわらず、必ず受診すべきケースもいくつかありましたね。改めてまとめておきましょう。

●166ページの表で「受診」に該当する

●おねしょに加え、昼間もおもらしがある

●うんち（便汁）も漏らす

●急におねしょ・おもらしが始まった（二次性夜尿）

●毎晩おねしょをしている小学校中学年（9歳）以上

これらに該当する場合は、病院・診療所を探すことになります。**受診する先は18歳までは小児科、それ以上は泌尿器科でもよいでしょう。**おねしょ・おもらし治療にあまり詳しくない医師もいますので、インターネットで病院のHPなどを確認し、対応している病院にかかるのが安心です。

治療が始まったら継続的に通うことになると思います。なるべく家から通いやすい医療機関がおすすめです。

私が理事を務めている日本夜尿症学会の会員で、情報を開示している医師と病院・診療所の一覧もあります。この章の最後のコラムにありますので、ぜひ参考にしてください。

QRコード®を読み取るとHPにアクセスできます。

なお、受診する際は「今の状況を知るシート」と「おねしょ・おもらしメモ」を持参するとスムーズに進むはずです。

病院・診療所でどんなことをするの？

病院、診療所（※）での治療はなんだか怖いと不安に思う方もいらっしゃると思います。

どのような流れで治療が進むのか、診察内容や所要時間、治療の方法を簡単に説明しておきますね。あくまで私の外来のケースですが、参考にしていただけると思います。

※「病院」と「診療所（医院・クリニック）」は違います。診療所（医院・クリニック）は予約や紹介状がなくても受診できますが、病院の場合は他の医療機関等からの紹介状がないと「初診日特定療養費」が加算されます。また、紹介状なしではそもそも受診できない場合もあります。

診察と治療は次のような流れで進みます。

初診

・問診票の記入（おねしょ・おもらしの頻度、程度、生活習慣、家族構成などの項目があります）
・問診と診察
・「検尿」と必要があれば検査の実施（脊髄の様子と便秘の有無を調べる「腰椎X線検査」、残尿や腎臓・膀胱の大きさ、形を調べる「超音波検査」、尿の様子を測定する「尿流量測定」、肝機能・腎機能、抗利尿ホルモンの量を調べる「血液検査」など）
・看護師による生活習慣の改善指導と、次回持参してもらう記入資料（※）の説明

※1日の飲水量と排尿量などを3日分と、夜間尿量や朝一番の尿量、おねしょの量、排便の有無、昼間の排尿の回数などを次回の診察日まで記録してもらいます。

再診（初診から約1カ月後）

・初回で血液検査をした場合、結果の報告

・問診（記入してもらった資料を見ながら生活習慣の改善の成果を確認し、症状に応じて治療の方針を決めます）と診察

3回目以降（約1カ月半ごとに診察。平均通院期間は1年半）

・問診（どう変化したかのお話を聞きます）と診察

以上が私の外来での診療の流れです。

初診時に渡される記入資料の内容は「今の状況を知るシート」と「おねしょ・おもらしメモ」とほぼ同じなので、最初に持参してもらうとスムーズに治療計画を立てることができると思います。

平均通院期間が1年半とあるのは、私が診た患者の子どもたちの平均です。生活習慣の改善だけで大きな変化が見られたり、ほんの少し薬を追加するだけ

で完治したりする子もいます。その場合は初診から、3カ月程度で通院が終了します。寒い時期の再発に備えて数カ月先の予約を取ってから帰宅してもらいますが、再発しなかった場合はキャンセルしてもらっています。

次に、具体的にどんな治療をするのか、説明しておきますね。

生活習慣の改善に加えて、「薬物治療」と「アラーム療法」があります。

薬物治療

症状に合わせ、次のような薬を使うことがあります。

・抗利尿ホルモン薬（内服薬）……おしっこを濃くして量を減らす抗利尿ホルモンを補充します

・抗コリン薬（内服薬）……膀胱が勝手に収縮しないよう、過緊張を取ります

・三環系抗うつ薬（内服薬）……朝の目覚めを促します

薬はずっと使用するわけではなく、おねしょ・おもらしをしない身体の仕組みが整ったら卒業できます。また、同時にいくつかの薬を使うこともあります。

アラーム療法

おねしょをすると、アラームが鳴って警告してくれるアイテムがあります。具体的には、下着や専用パッドにセットしたセンサーがおねしょの水分に反応し、警告音が鳴ります。そこで保護者が起こしてトイレに行くというサイクルを重ねると、膀胱容量が増え、おしっこをたくさんためられるようになるのです。おねしょ治療に効果的な方法として、昔から広く使用されています。

なぜこの方法が効くのかというと、寝ている最中に起こされるのが不快なため、無意識のうちにおねしょをしないよう身体が反応するからではないかと考えられています。人間の身体って不思議ですよね。

以上、簡単ではありますが、病院での治療方法をご紹介しました。

診察や治療のイメージをつかんでいただき、気軽な気持ちで外来を訪れてい

おねしょ（夜尿）アラーム

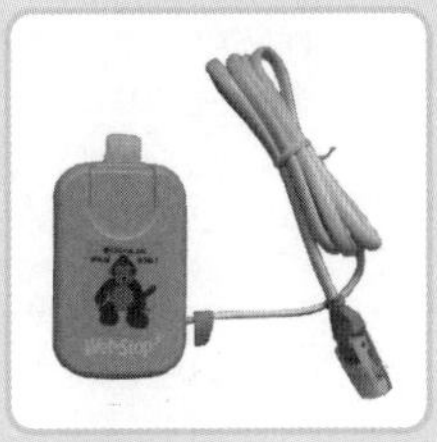

ウエットストップ3
（株式会社MDK）

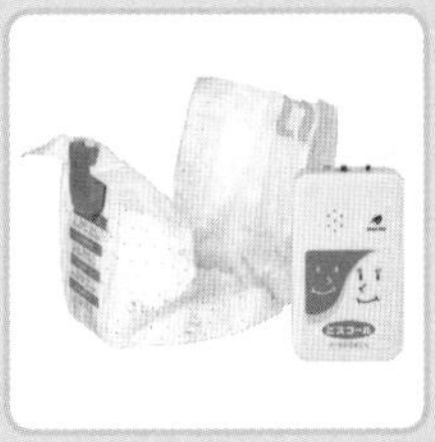

ピスコール
（株式会社アワジテック）

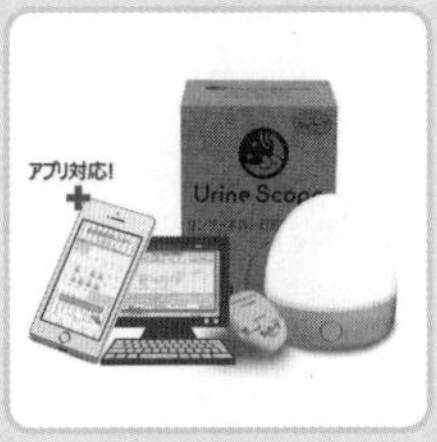

ユリンスコープ
（三和株式会社）

アラーム療法では、1～2カ月で効果が現れます。蓄尿量(早朝尿量）が増える（>200ml 以上）と、アラームの鳴る時刻が遅くなり、1カ月おねしょがなければ中止します。「起きないから」と言って、あきらめないように！

ただけると嬉しいです。なお、薬を使う際は副作用や注意点なども医師から説明されますので、生活指導と併せてしっかり守ってくださいね。

治療したほうが自然経過を待つよりも治癒率を2〜3倍高めることができるとのデータもあります（次ページの図参照）。

おうちトレーニングだけで卒業できるならそれに越したことはありませんが、治しきれなかった子、166ページでまとめた受診すべきケースに該当する子は、思いきって早めに病院へ行っていただけるとよいと思います。

「あんなに悩んでいたのに、受診したらあっという間に治った！」という声は少なくありません。

現在、お薬やアラーム療法に取り組んでいるにもかかわらず、なかなかよくならない場合、ぜひ「おうちトレーニング」を試してみてください。

あなたとお子さんのおねしょ・おもらしの悩みが少しでも早く解決して、ニコニコ笑って楽しい毎日を過ごせるよう、心から応援しています！

治療したほうが夜尿症は早く治る

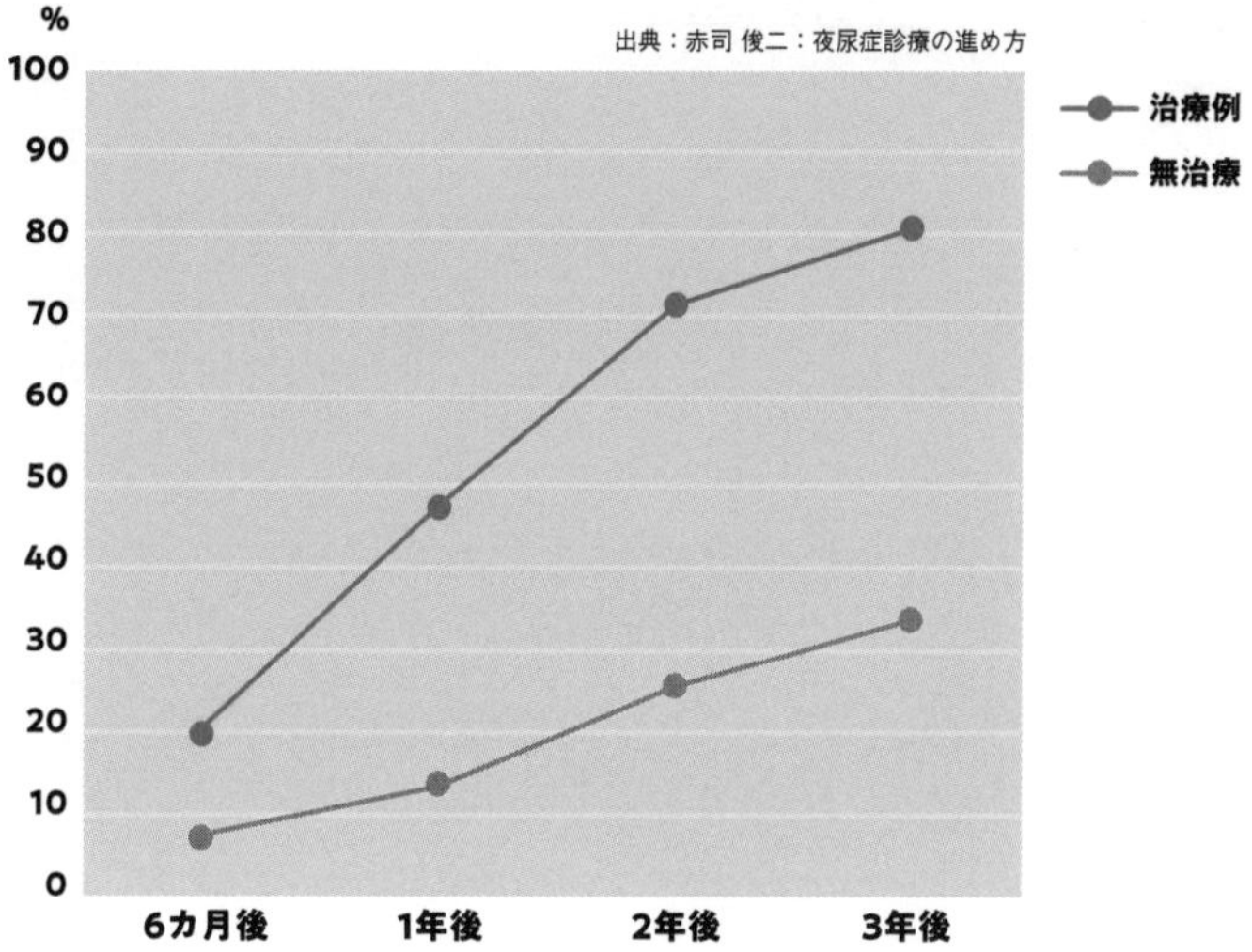

夜尿症は治療を行うことで、
自然経過と比べて治癒率を
2~3倍に高めることができます。

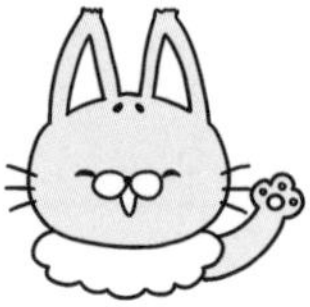

病院を調べてみよう！

日本夜尿症学会

http://www.jsen.jp/about/officer.htm

受診される際の参考になさってください。

第7章

心配
しないで！

大丈夫！

少しの工夫で
乗り越えられる!!

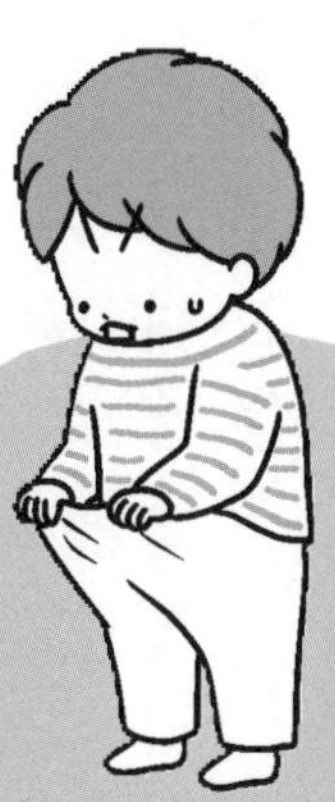

対策を万全にすれば宿泊行事や合宿も問題なし！

「おねしょするのが怖いからお泊まりに行きたくない」

ときどき、このような声を聞きます。

学年が上がるにつれ、修学旅行や合宿などのお泊まり行事も増えてきます。

親元を離れ、いつもと違う環境で新しい体験をするのは子どもの発達にとって貴重な機会です。

特に、スポーツクラブや部活動などの強化合宿や遠征試合といったものは、子どもの才能を大きく開花させる可能性があります。おねしょ・おもらしを理由に参加しないのはとてももったいないですよね。

とは言え、宿泊先でおねしょをしてしまったら本人もショックを受けてしまいそうです。親としても万が一友だちにからかわれでもしたら、心に深い傷を負ってしまうのではないか……。そのような心配をするのも無理はありません。

でも、大丈夫！　次のような対策をすれば、問題なく参加できますよ。

まず、**参加する際は事前に担任や引率の先生へ相談しておきましょう。**

そのうえで、夜中12時半前後に一度起こしてもらい、トイレに行かせてもらうようにします。これで朝、おねしょで下着や布団がぐっしょり……の可能性は低くなります。

さらに、第3章で紹介したようなおねしょパンツやおねしょズボンを着用し、明け方の追加おねしょにも備えます。それでも万が一、朝起きておねしょに気づいたら、先生のところで着替えさせてもらうよう、あらかじめ先生と約束しておくと安心です。

学校の先生は日々、たくさんの子どもと接しています。おねしょ・おもらしをする子への対応も慣れていますので安心してください。

私の外来にも、「もうすぐ宿泊行事があるので」との理由で一念発起していらっしゃるご家族はたくさんいます。

この場合、3カ月前だとかなり厳しいというのが本音です。

第3章で紹介したような現状を把握する作業や、別の病気がないかを調べる検査など、前段階に時間がかかるからです。

宿泊行事に備えて治療したいということでしたら、1年は余裕を持って来院すると安心です。

どんなに遅くとも4カ月前までにはいらしてください。

もし宿泊行事までに完治しなくても、外来にかかっていれば万が一に備えておねしょがしづらくなる薬を処方することもできます。

ちなみに、私の外来に来ていた子のうち、サッカー、水泳、体操などで日本一になった子が実は何人もいます。将来のオリンピック候補と言われている子もいるんですよ。

そのような素晴らしい力を秘めた子たちが、おねしょ・おもらしを理由に合宿や遠征試合に参加できないのはもったいない。

思いきって参加し、一皮むけて帰ってきた姿を何人も見てきました。

対策を万全にして、ぜひ、勇気を持って参加してきてください！

低学年にはご褒美作戦、高学年には理屈作戦

おもらしを治すのはおねしょよりも時間がかかりやすいとお伝えしました。でも、目立った変化が見られないと少しずつ気持ちが疲弊していきますよね。

そこで、小学校低学年の間はご褒美作戦を展開するのもおすすめです。約束を守れたら好きなお菓子やおもちゃを買ってあげるなどです。「10日間、定時排尿を守れたら、100円のお小遣いをあげる」というご家庭もありました。

ご褒美作戦が効果的な理由は、子どもに〝わかりやすいメリット〟があることです。

低学年だと、漏らしたら恥ずかしいとの気持ちが芽生えていない子もいます。おもらしをする子は、濡れた下着を身につけているのが当たり前なので「気持ちが悪い」と感じない子がいることもお伝えしましたね。

さらに、子どもというものは、おおよそ「今」しか見えていない生き物。「治らないと困る」「治ったらこんないいことがある」といった先を見通すのは難しく、トレーニングをがんばるメリットを感じにくいのです。

そんな子たちにご褒美という形で具体的なメリットを提示するのがご褒美作戦です。うまくいって進歩が見られたら保護者の励みになりますし、その様子を見たお子さんもますますがんばる気持ちになるかもしれません。

ただし、この作戦を使えるのは低学年のうちだけです。

精神的に成長してきた子に「ご褒美がないと動かない、がんばらない」姿勢を身につけさせるのはよくありません。

中学年以上になったら、ご褒美のような外的な動機でなく、内的なモチベーションを養えるようにリードしてあげましょう。

具体的には「もうお兄さん・お姉さんの学年になるから」などです。そして高学年にさしかかる頃には脳が発達し、自分が納得することが行動のモチベーションになる子も増えてきます。

このような子には〝理屈〟を説明しましょう。

「塩分をとるとおしっこが増えるんだよ」
「お水を飲みすぎると膀胱がいっぱいになるから、寝ているうちにあふれちゃうんだよ」
などです。

小学校3年生ぐらいでもまだまだご褒美作戦が効果的な子もいます。反対に、年齢の割に早熟な子であれば、早くから理屈を説明してあげたほうがいいかもしれません。

お子さんの性格や発達状況に応じて、うまくやる気を引き出してあげてくださいね。また、未就学児ではまったくおどしは通用しません。その場合は、気長に待ってあげましょう。

思春期を迎えた子には「危機感」を持たせよう

第二次性徴期《だいにじせいちょうき》、いわゆる思春期を迎えると心身ともにぐっと大きく成長し、おねしょ・おもらしを卒業する子も増えていきます。

身体と一緒に膀胱も大きくなって膀胱容量が増えたり、ホルモンバランスが大人に近づくことで排尿機能が整ってきたりします。膀胱がいっぱいになると自分で目覚めてトイレに行けるようになる子も増えてくる印象です。

思春期は12〜14歳くらいにやってくると言われています。早い子は10歳くらい、遅めの子は14、15歳になることもあります。

ずっとおねしょやおもらしが続いている子も、第二次性徴期を迎えれば治るやすいと思えば、保護者の気持ちも少しラクになるかもしれません。

逆に、思春期を迎えても治る兆しが見えない場合は要注意です。

166ページの表にもあるように、小学校中学年以上（9歳以上）の子は医療機関を受診することをおすすめしています。思春期といえばこの最少年齢よりもずいぶん上です。この年齢になってもおねしょやおもらしが続いているということは、言葉を選ばずに言えば、かなり「難治」の部類に入るのです。

この年齢は、おうちトレーニングを行うにもかなりのがんばりが必要になりがちです。クラブや部活、塾通いも盛んになって、その時間帯も夜遅くまでになります。お腹が空く年頃でもあるので、食生活の工夫を続けるにもかなりの辛抱が必要になります。

とは言え、難治の範囲に入る以上、本人も周囲も気合いを入れてトレーニングや治療に取り組まなければなりません。

そのためには、まずは本人に危機感を持ってもらうことです。

神経や精神面に大きな問題などがない場合は、本人の危機感が欠如しているのかもしれません。

そこで、

「このままずっと治らないかもしれないよ」

「一生残る人もたまにいるらしいよ」

などと、少し強めの表現で危機感をあおりましょう。

おどしのようだと感じるかもしれませんが、実はあながち間違いでもありません。

「はじめに」で「私がこれまで診察した約4000人の子どもたちのうち、治らなかった子はひとりもいない」とお伝えしました。

これはもちろん嘘ではありませんが、実は大人になってから来院してくれた人のうち、数名ほど現在進行形でおねしょの治療が続いている人がいます。

この方たちは、「今週はすごく忙しいから疲れておねしょをしそう」などのタイミングで薬を使うなどして、自らの症状とつき合い続けています。

コントロールできているという点では大きな問題はないと言えますが、やはり完治するに越したことはありませんよね。

大人になってもおねしょが治らない人は稀にですが存在するのです。この方たちも子ども時代に受診していたら治ったかもしれませんが、それを確かめることができないのが残念です。ちなみに大人でおもらしが続いている人は診たことがありません。

「おねしょ・おもらしは必ずよくなります」

そう断言していますが、思春期を迎えた子には油断大敵の意識を持ってほしいと思います。

おねしょ・おもらしを克服するのは自転車に乗るのと一緒

「トイレでおしっこをするために求められる身体の仕組みはとても複雑で難しい」と第1章でお伝えしました。

おねしょ・おもらしをせずに済むのは、身体が成長し、排尿の仕組みが完成しているからだともお伝えしましたね。

つまり子どもの身体が発達していけば、自然と解消する問題でもあるのです（脊髄や神経に特殊な事情がある場合を除きます）。

あなた自身が初めて自転車に乗れたときや鉄棒で逆上がりができたときを思い出してみるとよいでしょう。

最初のうちはなかなか自転車に乗れなかったと思います。逆上がりもそうですよね。

ところが、「ちょっとしたコツ」を身体が習得すると、途端にできるようになります。

みなさんも覚えがあるのではないでしょうか。自転車に乗れたり逆上がりができたりした瞬間の「こういうことか!」という感覚。

一度でもこれを体験すると二度三度とできるようになり、失敗はどんどん減っていきます。おねしょ・おもらしも似たようなものだと私は思います。

「せずに済んだ」という感覚を身体が学ぶ。すると次はさらに「せずに済む」が簡単になるのです。この繰り返しでどんどんおねしょ・おもらしをしない身体に発達していくのです。

そうなるのを自然に待つのも1つの選択肢です。病院での治療や薬物療法は「おねしょ・おもらしをしない」ための身体の働きを、少しだけアシストするようなもの。一度でも「しなかった」という感覚を身体に学んでもらうためのお手伝いをすると、少しずつその仕組みを自力で再現できるようになるのです。

「生活習慣の改善」をするおうちトレーニングは、おねしょ・おもらしをしにくい環境を整えるためのものです。

いくら身体の排尿の仕組みが完成しかけていても、水分や塩分をとりすぎていれば条件的には不利ですよね。夜にきちんと眠れていなければ、自律神経が乱れて、おしっこの量を濃くして量を減らす「抗利尿ホルモン」も出にくいかもしれません。

「おしっこをためて、トイレで出す」ための仕組みは、子どもはまだまだ未発達です。その発達途中の仕組みが機能を発揮しやすいよう、外的な条件を整えることが「生活習慣の改善」であり、おうちトレーニングなのです。

環境面が原因でおねしょ・おもらしが続いている子は、おねしょ・おもらしをしにくい環境が揃った途端、おねしょ・おもらしを卒業していきます。人間の身体の仕組みとは本当に不思議ですよね。

そして、とても力強いものでもあります。今はおねしょ・おもらし問題に苦しめられているとしても、少し先の未来はわかりません。

「あんなに悩んでいたのが嘘みたい！」と笑顔で振り返る日が早く訪れるといいですね。

「必ず治る」と信じることが大事

「もう治らないかもしれない……」

青白い顔と沈んだ表情で私の外来にいらっしゃる子はたくさんいます。

他の病院で治療をしたり、すでに何年も症状が続いていたりすると、やはり不安になるのでしょう。

ところが心機一転、治療を一からやり直してみると、最も効果的なのは水分制限だったというケースがよくあります。繰り返しになりますが、排尿の仕組みがうまく働く環境を整えてあげるのが一番重要なのです。

とは言え、おうちトレーニングは努力ゼロでできるほど、ラクなことではありません。周囲の協力に加え、本人のやる気とがんばる気持ちが大切になります。

だからこそ私はいつも外来で「必ずよくなります」と伝えるようにしていま

す。「治らないかもしれない」と思いながらがんばり続けるなんて、無理ですものね。

本書を参考におうちトレーニングをするときは、保護者の方は、「必ず治るよ。一緒にがんばろうね」と前向きに伝え、心から信じてもらうことが大切です。

保護者とお子さんが団結して1つの目標に向かって努力する過程は、お子さんにとって貴重な経験になります。これから先、お子さんはさまざまなシチュエーションで「目標に向かって努力する」経験をひとりで積み重ねていくことになります。今回の経験は、その土台になってくれます。

たかがおねしょ・おもらしですが、されどおねしょ・おもらしです。おうちトレーニングをがんばった経験は、人生で決して無駄にはなりません。

便利なグッズを使ったり、記録表にシールを貼ったり好きな色を使ったりと、少しでもラクに、そして楽しく取り組めるよう工夫しながら乗り越えましょう。

おねしょ・おもらしは命を奪う病気ではありませんし、ほとんどの人が大人になるまでに治っていきます。

万が一、大人になって治らなかったとしても、薬を使えばうまくつき合うことができます。血圧が高い人が降圧剤を飲んだり、糖尿病の人がインスリンを打ったりするのと一緒。薬を使って身体の機能を補強し、それで症状を抑えられるなら日常生活に問題はないのです。

だから、おねしょやおもらしだけを特別視する必要はないのです。

お子さんに欠陥があると思う必要はありませんし、保護者の方にも何も問題はありません。

あまり深刻に考えすぎず、なるべく気持ちをラクにしていきましょう。

「必ずよくなる」

そう信じる力が、おねしょ・おもらし改善する「おうちトレーニング」に取り組む原動力になります。

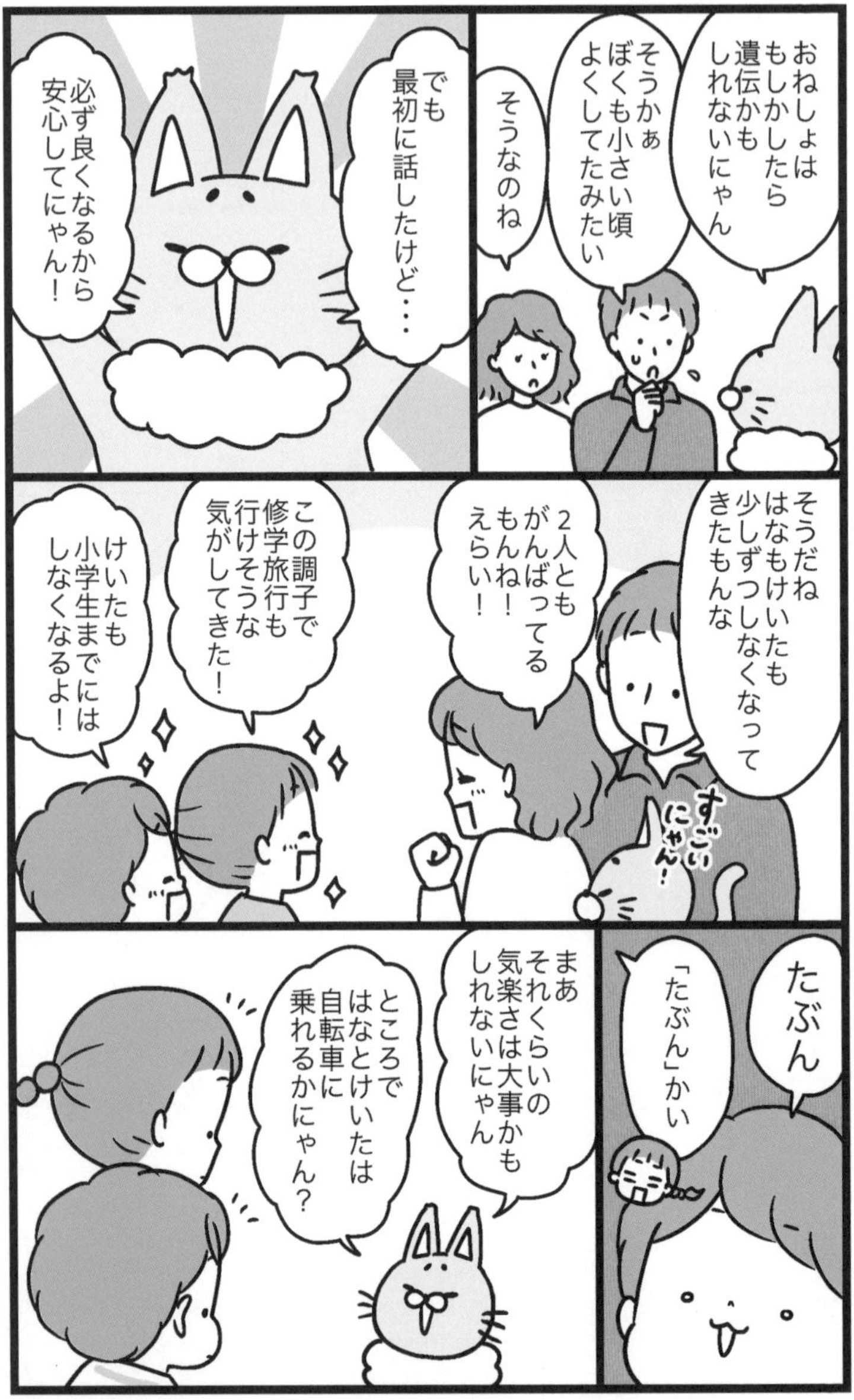
おねしょは もしかしたら 遺伝かも しれないにゃん
そうかぁ ぼくも小さい頃 よくしてたみたい
そうなのね
でも 最初に話したけど…
必ず良くなるから 安心してにゃん！
そうだね はなもけいたも 少しずつしなくなって きたもんな
すごいにゃん！
2人とも がんばってる もんね！ えらい！
この調子で 修学旅行も 行けそうな 気がしてきた！
けいたも 小学生までには しなくなるよ！
たぶん
「たぶん」かい
まあ それくらいの 気楽さは大事かも しれないにゃん
ところで はなとけいたは 自転車に 乗れるかにゃん？

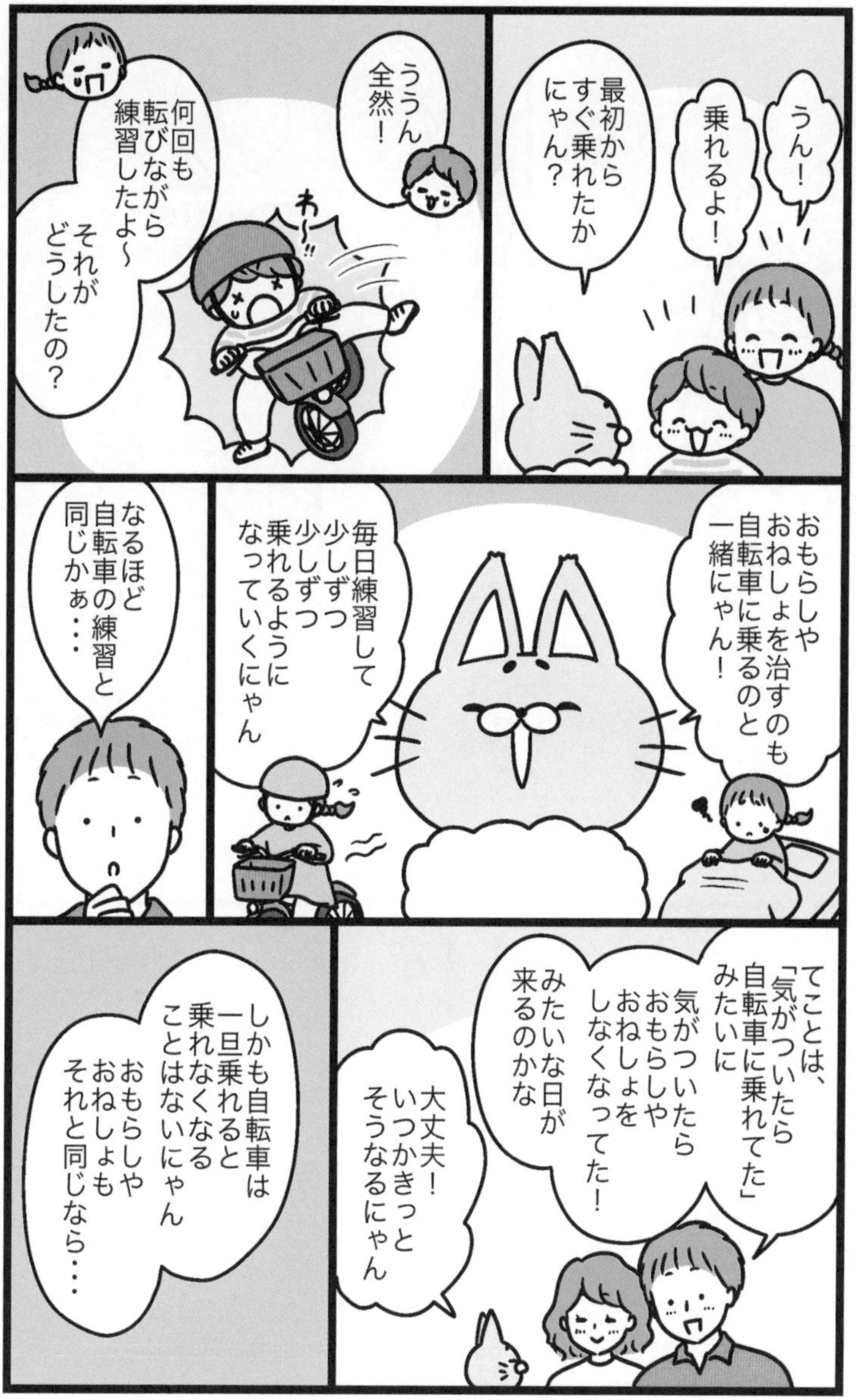
うん！
乗れるよ！
最初から すぐ乗れたか にゃん？
ううん 全然！
わ〜!!
何回も 転びながら 練習したよ〜
それが どうしたの？
おもらしや おねしょを治すのも 自転車に乗るのと 一緒にゃん！
毎日練習して 少しずつ 少しずつ 乗れるように なっていくにゃん
なるほど 自転車の練習と 同じかぁ・・・
てことは、「気がついたら 自転車に乗れてた」 みたいに 気がついたら おもらしや おねしょを しなくなってた！ みたいな日が 来るのかな
大丈夫！ いつかきっと そうなるにゃん
しかも自転車は 一旦乗れると 乗れなくなる ことはないにゃん
おもらしや おねしょも それと同じなら・・・

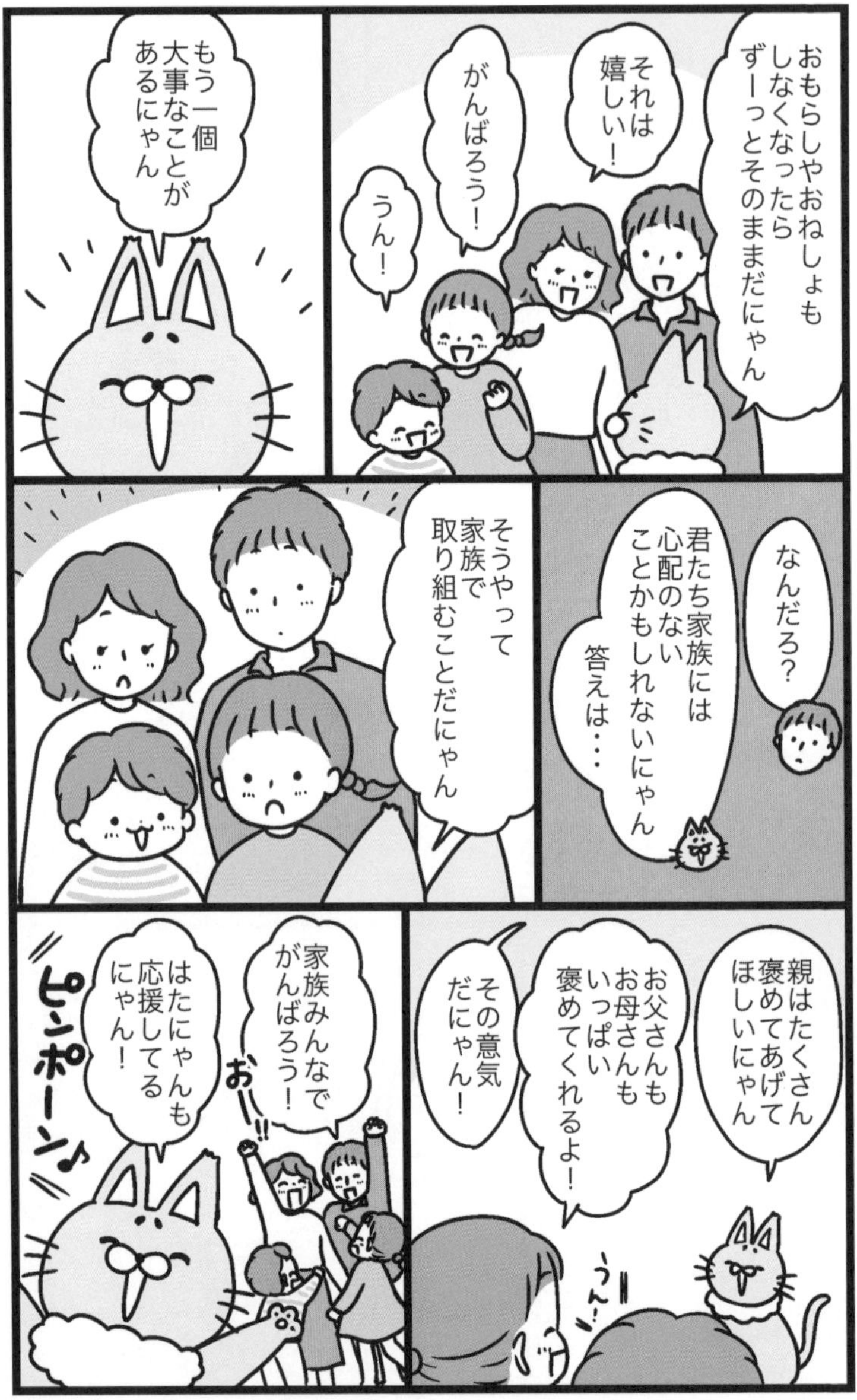

おもらしやおねしょもしなくなったらずーっとそのままだにゃん
それは嬉しい!
がんばろう!
うん!
もう一個大事なことがあるにゃん
なんだろ?
君たち家族には心配のないことかもしれないにゃん
答えは・・・
そうやって家族で取り組むことだにゃん
親はたくさん褒めてあげてほしいにゃん
お父さんもお母さんもいっぱい褒めてくれるよ!
その意気だにゃん!
うん!!
家族みんなでがんばろう!
おー!!
はたにゃんも応援してるにゃん!
ピンポーン♪

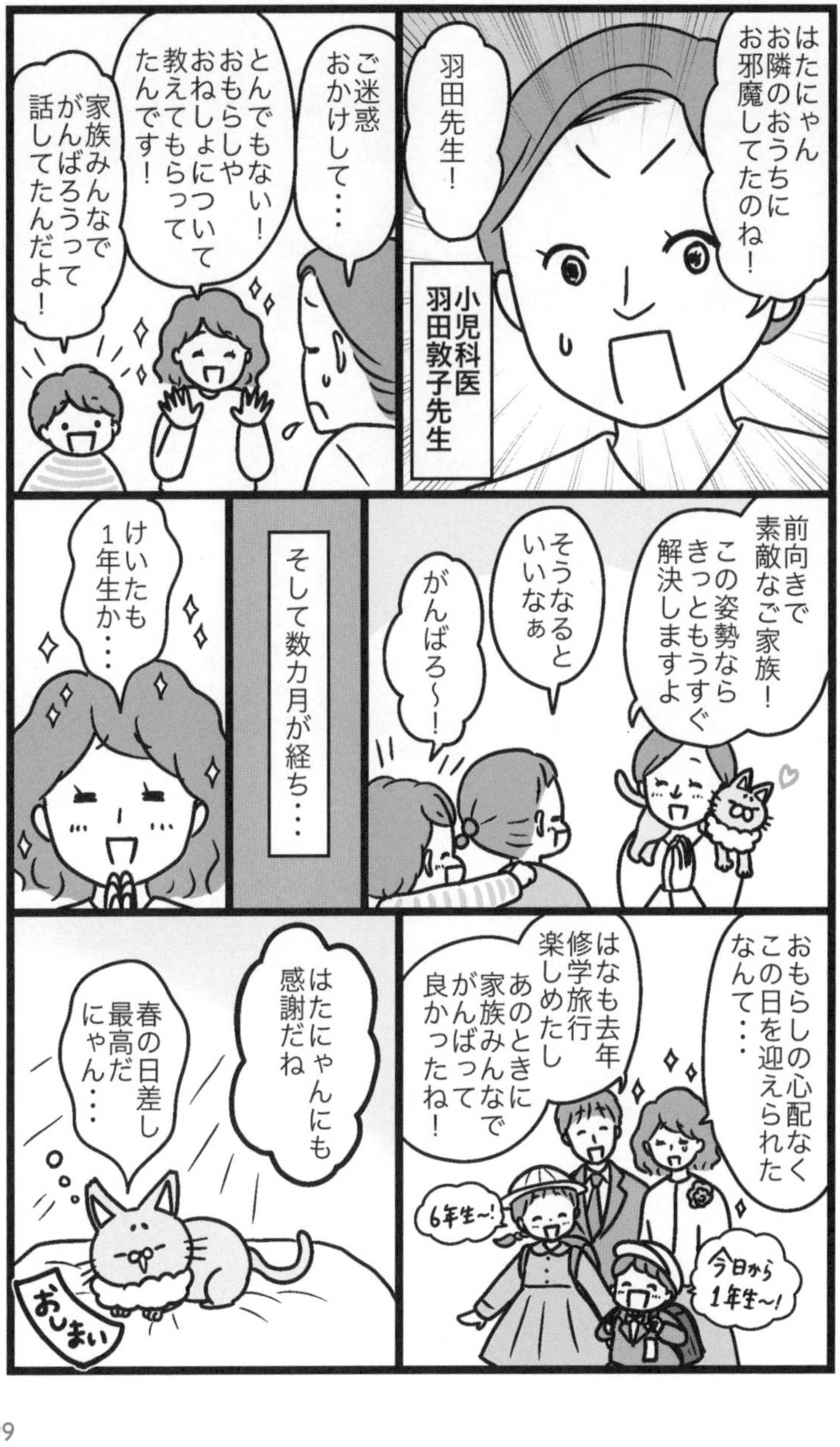
はたにゃん
お隣のおうちに
お邪魔してたのね！
羽田先生！
小児科医
羽田敦子先生
ご迷惑
おかけして…
とんでもない！
おもらしや
おねしょについて
教えてもらって
たんです！
家族みんなで
がんばろうって
話してたんだよ！
前向きで
素敵なご家族！
この姿勢なら
きっともうすぐ
解決しますよ
そうなると
いいなぁ
がんばろ〜！
そして数カ月が経ち…
けいたも
1年生か…
おもらしの心配なく
この日を迎えられた
なんて…
はなも去年
修学旅行
楽しめたし
あのときに
家族みんなで
がんばって
良かったね！
6年生〜！
今日から
1年生〜！
はたにゃんにも
感謝だね
春の日差し
最高だ
にゃん…
おしまい

おわりに

本書を最後までお読みいただき、ありがとうございます。

いかがでしたでしょうか？

子どものおねしょ・おもらしに悩んでいる保護者の方、生徒のおもらし・おねしょの問題を抱え対処法に悩んでいる教育・保育関係者の方など、さまざまだと思います。

私は、20年以上、大阪の北野病院で夜尿症を診ています。

また、小児科部長として、腎臓病・感染症など他疾患の子どもたちも診療しつつ日々、子どもたちが抱える病と向き合っています。

本書を読んでいただくとわかりますが、尿をためて排出することは、脳と心と身体を無意識に使います。

だから、子どもがおねしょ・おもらしで失敗してしまうことが、あってもおかしくないこと。

「尿をためる、尿を出す」という難しいことをしているのですから。

それでも、集団で生活するうえでおもらし・おねしょがあると、さまざまな不都合なことがあるのも事実です。

「お泊まり保育はあきらめます」

「友だちの家にお泊まりしません」

「合宿に行ったことはありません」

「林間学校は先生に伝えて夜中に起こしてもらいます」

「子どもは先生におもらしのことを言いたくないと言います」

「修学旅行までにおねしょ・おもらしを治したいです」

それぞれ悩みは深いです。

病院でこんなフレーズを口にする子どもたち、親御さんの心情を考えると、

「一緒に治そう！　必ず治ります」と自信を持って伝えると同時に、苦しい気持ちになります。

「誰にも相談できずに、あるいは治らずにきた方がこんなにいる」

この深刻な状況を少しでも打破できる方法はないだろうか。

たかが、おねしょ・おもらし、されどおねしょ・おもらしなのです。

藁《わら》にも縋《すが》る思いで病院へ来る場合もあります。そのくらい保護者の方は追い詰められ悩んでいる人もたくさんいらっしゃるのです。

私は、おねしょ（夜尿症）に悩んでいる子どもたちは全員、私の子どもだと思って心を尽くして診療しています。気づいたらずいぶんと歳を重ねましたので、保護者の方たちまで子どもと言っていい年齢であることもしばしば（笑）。

そして、子どもたちにもその熱意は伝わっているであろうと思っています。


この度、ご縁があって書籍を出版する機会を得ることができました。

出版プロデューサーの宮内あすかさん、ライターの村上杏菜さん、イラストレーターのモチコさん、デザイナーの井上新八さん、石山沙蘭さん、そして、かんき出版編集長の谷内志保さん、ありがとうございました。

本書が、おもらし・おねしょに悩む人々に差し込む一筋の光明となれば幸いです。そのために20年間の知見を記しました。

夜尿症は昔からあったにもかかわらず、学問としては比較的新しい領域です。これからも、夜尿症に悩んでいる人をひとりでも少なくすべく、日々診療にあたります。

最後になりますが、夜尿症についてご教授くださった先駆者である河内明宏先生、渡辺泱先生、赤司俊二先生、金子一成先生、そして私に夜尿症を診ないかと勧めてくださった長藤洋先生、（急性期病院であるにもかかわらず、慢性疾患の）夜尿症児を診ることを寛大な心でお認めいただいた秦大資先生、及び多忙の中、診療に協力してくださっている診療スタッフのみなさまに多大なる感謝を込めて御礼を申し上げます。

2021年秋

羽田《はた》　敦子《あつこ》

これまでに受診した方々から届いた感想

夜尿症、昼間尿失禁と診断され、水分・塩分制限を開始しました。夜ご飯が遅いときやラーメンの汁を飲んでいるときもありました。また、母の私が怒ったときにもおねしょしていたことも。学校ではおしっこした後もパンツが濡れる気がして30分トイレから出てこないということもありましたが、**治療を開始して残尿感もなくなり、自信が付いたようです。**

—7歳男児の保護者

Mクリニックより紹介されました。水分塩分制限開始。以前は私が、トイレに行くことを言わないと漏らしていましたが、声かけをするようになってよくなってきました。**最近は声かけしなくても自発的にトイレに行くようになりました。**尿意が自分でわかるようになってきたようです。ありがとうございました。

—4歳女児の保護者

週に4回ほど布団まで漏れる程度のおねしょがありました。汁物好きで夕食でも水分をけっこうな量をとっていました。夜には果物も。19時に夕食で、就寝は21時。先生からは寝るまでの時間が短すぎると言われました。**生活習慣の改善だけで、びっくりするぐらいよくなりました。**本人も自信が付いてきたようです。

—6歳女児の保護者

他院より紹介されました。食事が影響していると言われて水分塩分制限を開始しました。治ってうれしいです！　もっと早く受診すればよかった。**今週、お友だちの家に泊まる予定です。**

—9歳男児の保護者

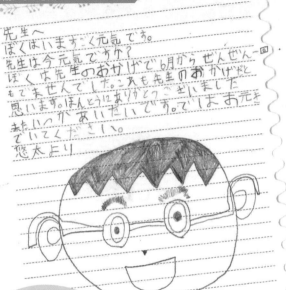

現在16歳になる悠太くんがくれた手紙

先生へ
ぼくはいますごく元気です。
先生は今元気ですか？
ぼくは先生のおかげで6月からぜんぜん一回
もでませんでした。これも先生のおかげだと
思います。ほんとうにありがとうございました
またいつかあいたいです。ではお元き
でいてください。
悠太より

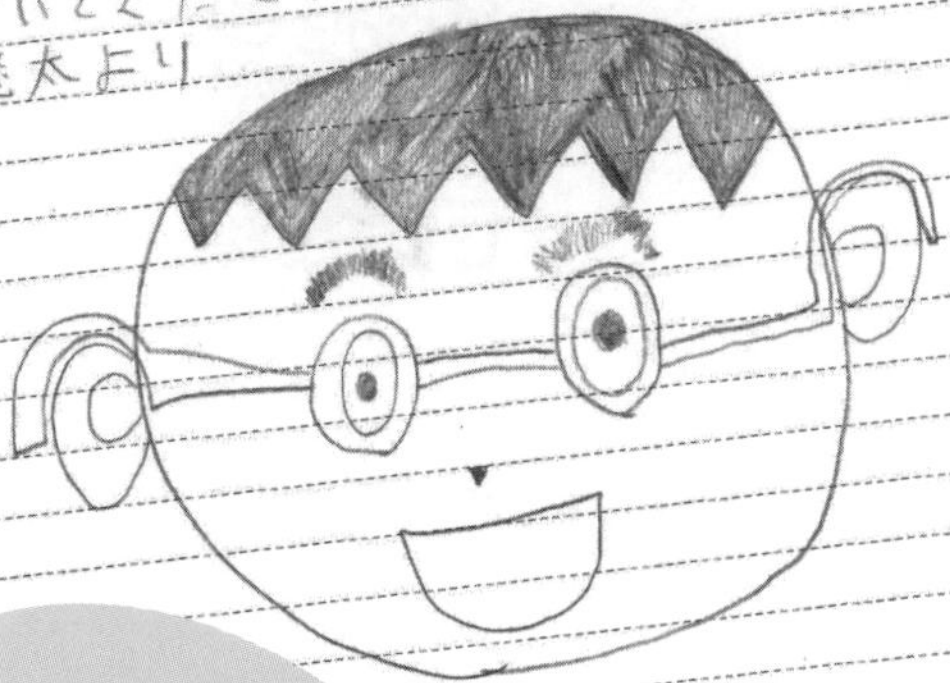

他院からの紹介で受診しました。昼間のおもらしはないですが、週に2-3回おねしょをしていました。和食が好きで、ひじき、きんぴら、など塩分多いものが好き。先生の指導を受けて、お味噌汁は具を中心に食べ、夜には果物やヨーグルトを止めました。夕食以降は水分を1杯だけ、喉が渇いたときは追加で少量だけ飲むように。**生活習慣の改善で、おねしょが週1回になりました！**

—9歳男児の保護者

無料
プレゼント！

購読者だけのダウンロード特典!!

おうちで改善！　チェックシート

本書で紹介した
「今の状況を知るシート」と「おねしょ・おもらしメモ」を
ぜひ活用ください！

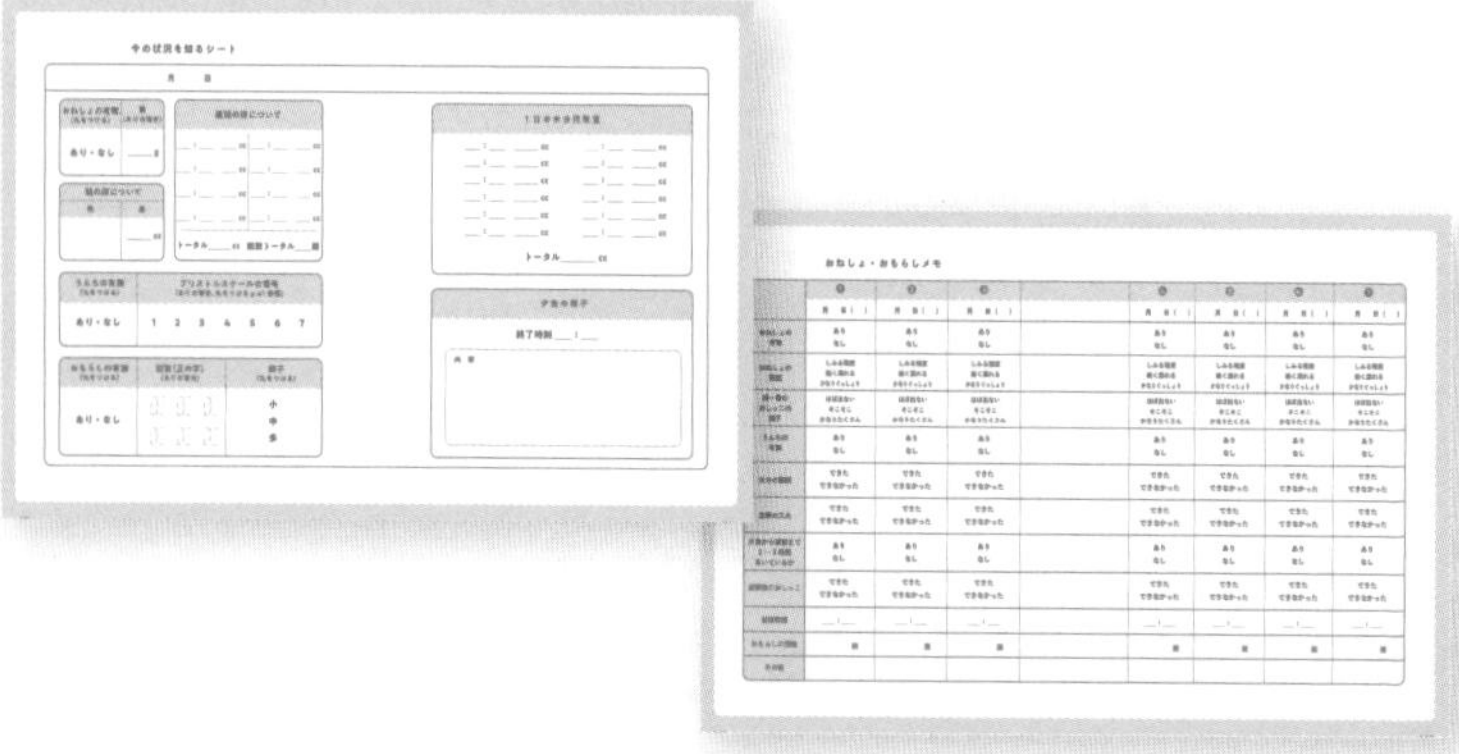

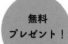

【著者紹介】

羽田　敦子（はた・あつこ）

◉——おねしょ・おもらし専科 小児科医、医学博士。日本夜尿症学会理事。このほか認定小児科指導医・子どもの心相談医・小児感染症認定医/暫定指導医・感染症指導医・ICD・抗菌化学療法指導医。

◉——福井医科大学（現 福井大学）医学部卒業。公益財団法人田附興風会医学研究所北野病院 小児科部長。

◉——主に夜尿症と感染症の二本立てで臨床、研究と教育に従事。医師免許取得後、病院勤務を経て、大阪大学にてヘルペスウイルスの基礎研究で博士号を取得し、スタンフォード大学で水痘ウイルスと帯状疱疹ワクチンの研究を行う。1999年に帰国後、一般的な小児科の病気を診るほか、大阪にある北野病院の感染症医として院内感染防止対策や小児から成人までの感染症及び小児腎臓病患者を診る。

◉——2000年に当時の小児科部長から「おねしょで困っている人がいるから、やってみたらどうか？」と提案されたのを機に、夜尿症の外来を開始。誰も教えてくれる人もおらず、本もなく、見よう見真似で始めた。2001年に神戸で開催された第12回日本夜尿症学会に演題を発表して以来、毎年登壇し続ける。その後、学会理事となり現在に至る。

◉——羽田 敦子HP：https://athena-health.jp

モチコ

◉——京都府在住の漫画家・イラストレーター。Instagramのフォロワー数は19万人を超える。著書に『育児ってこんなに笑えるんや！』（ぴあ）などがある。

おうちでできる
おねしょ、おもらし さよならガイド

2021年 9月 21日　　第1刷発行

著　者——羽田　敦子
発行者——齊藤　龍男
発行所——株式会社かんき出版
東京都千代田区麴町4-1-4 西脇ビル　〒102-0083
電話　営業部：03(3262)8011㈹　編集部：03(3262)8012㈹
FAX　03(3234)4421　　振替　00100-2-62304
https://kanki-pub.co.jp/

印刷所——図書印刷株式会社

ISBN978-4-7612-7567-9 C0037